惊人的
视力自然恢复保健书

PERFECT SIGHT WITHOUT GLASSES

[美] 威廉·贝茨 著　尹来莹 译

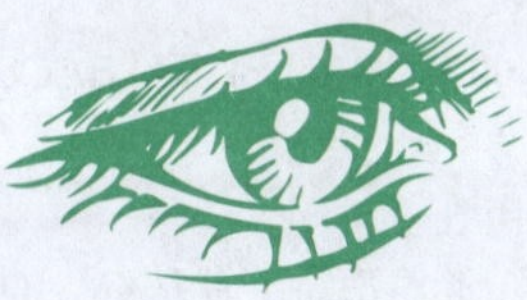

中国水利水电出版社
www.waterpub.com.cn
·北京·

内 容 提 要

美国著名的眼科专家威廉·贝茨博士提出了简单、方便、实用的改善视力的观点，并且帮助许多儿童改善了视力，摘掉了眼镜。很快，贝茨视力恢复方法在美国、德国、澳大利亚、法国和西班牙等地引起广泛响应，它是一种被许多眼科专家认可并倾力推荐的安全、有效的自然疗法。

图书在版编目（CIP）数据

惊人的视力自然恢复保健书 / （美）贝茨著；尹来莹译. -- 北京：中国水利水电出版社, 2016.1（2021.6重印）

书名原文：Perfect Sight Without Glasses

ISBN 978-7-5170-4088-0

Ⅰ.①惊… Ⅱ.①贝… ②尹… Ⅲ.①眼－保健 Ⅳ.①R77

中国版本图书馆CIP数据核字(2016)第025707号

策划编辑：杨庆川 / 曹亚芳　责任编辑：杨庆川　加工编辑：曹亚芳　封面设计：张佩战

书　名	惊人的视力自然恢复保健书 JINGREN DE SHILI ZIRAN HUIFU BAOJIAN SHU
作　者	[美]威廉·贝茨 著 尹来莹 译
出版发行	中国水利水电出版社 （北京市海淀区玉渊潭南路1号D座　100038） 网址：www.waterpub.com.cn E-mail：mchannel@263.net（万水） sales@waterpub.com.cn 电话：（010）68367658（营销中心）、82562819（万水）
经　售	全国各地新华书店和相关出版物销售网点
排　版	创智书装
印　刷	北京市文林印务有限公司
规　格	170mm×240mm　16开本　15印张　167千字
版　次	2016年1月第1版　　2021年6月第7次印刷
印　数	26001—29000册
定　价	46.00元

基本科学原理

你是不是看不清书上的文字？你有没有感觉到每当想看某句话的第一个字的时候，总是看得不清楚？你是不是觉得在你看某一个字的时候，它旁边的字清晰度与它相同，甚至更加清晰？而你又有没有发现每当你努力睁大眼睛想要看清楚的时候，却反而更加看不清楚？

现在，请闭上眼睛稍作放松，在脑中想象一种你可以轻松记住的颜色，黑色或白色。眼部得到放松或者紧张感完全消除后慢慢睁开眼睛，看向某句话的第一个字或一个词组，此时如果眼部已经部分或完全放松，视野中字或词的清晰度就会有所提升，也可能十分清晰，最清晰的字与其他字相比较小。

睁眼后迅速闭眼，此时脑中仍然想象着上述颜色，感到放松后再次睁开双眼。重复几次上述动作后，你很快就会发现，即使睁眼后再闭眼的动作不再那么迅速，视野中的字或词也不会像之前那样再次变得模糊。

如果你的近视力正常而远视力出现问题，则应该将上述动作中的字或词放在远处。

通过以上方法，你就可以发现不戴眼镜改善视力的基本原理了。

作者致辞

本书意在列举一系列事实和理论，非常欢迎读者提出有力反驳。

在眼科学中，由于理论常常被称作事实，所以近100多年来，很多真理被掩盖、许多研究无疾而终。由Young、Von Graefe、Helmholtz和Donders提出的关于视力现象的解释误导了我们，令我们忽视或歪曲了很多事实，而这些事实本来可以引导我们发现屈光不正的真相，从而避免无数的人类悲剧。

在将我的实验结果公诸于世之时，我要对E. C. Lierman女士表达由衷的感谢，她在这充满艰辛和失败的四年中积极配合，才使此项工作画上圆满的句号。另外，我想要对所有为我提出建议以及提供更加直接帮助的人们一一道谢，鉴于他们要求不必署名，我只能在此笼统地表达感谢。

由于本书读者有相当一部分并非眼科学专业人士，因此我在编写过程中已尽量采取通俗易懂的方式进行表达，从而使对眼科学不熟悉的读者能够更轻松地理解本书内容。

目录

第一章

无需眼镜，视力问题可以治愈和缓解

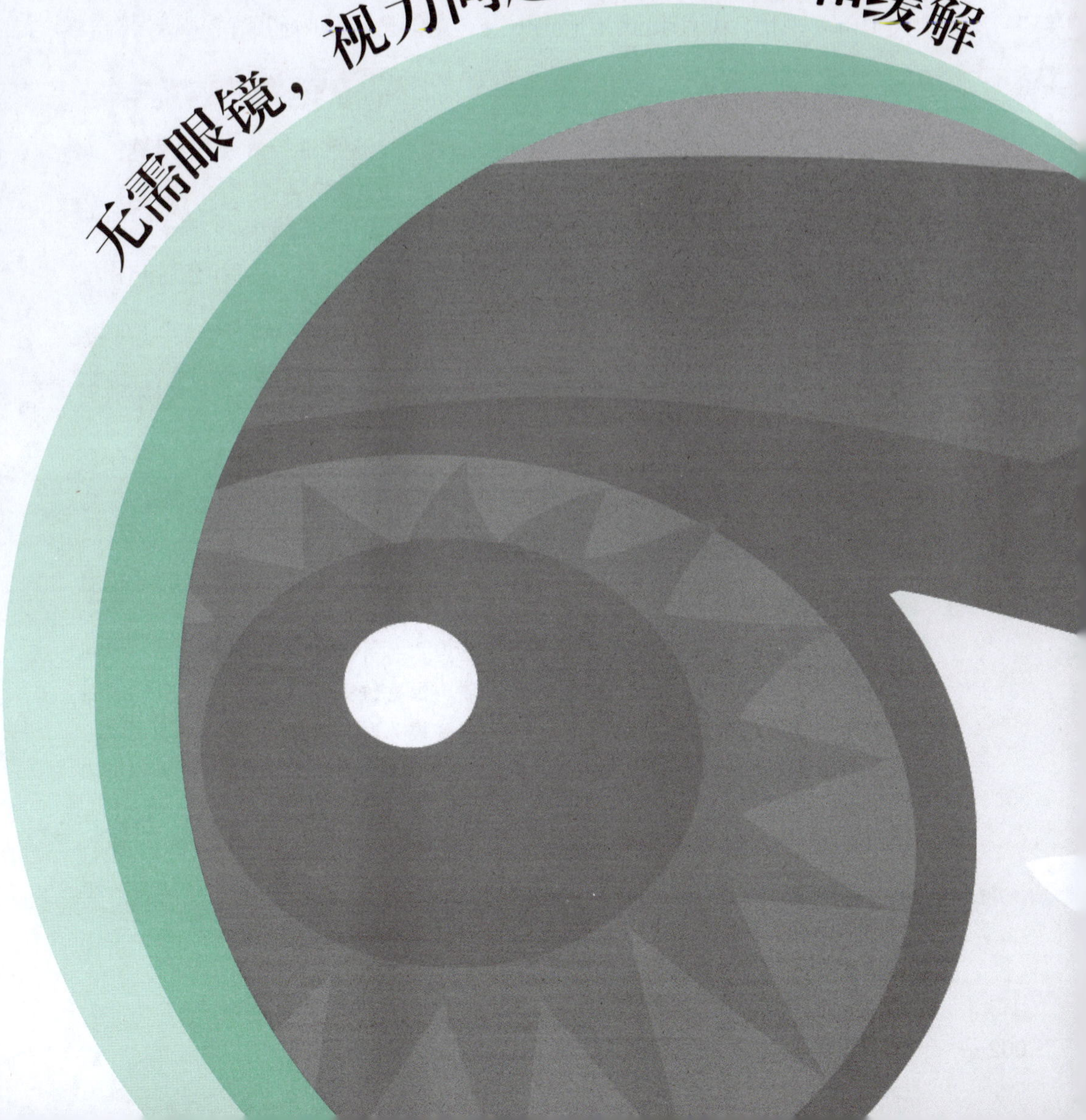

大多数眼科学者都认为屈光问题已有定论，并且不容乐观，而事实上现代人都不同程度地遭受屈光不正的困扰。这些眼科问题不但会带来很多烦恼和痛苦，同时也十分危险，但是专家却告诉我们除了戴上眼镜这种光学支架之外，并没有其他的治愈和缓解方法，而这些眼科问题在现代社会中却无法避免。

众所周知，人体并不完善。在人类生存发展的过程中，自然本身对人体出现的某些功能失调现象负有重大责任，如大自然创造的阑尾就让人类备受困扰，即便如此，也比不上它在创造眼睛时犯下的“错误”。

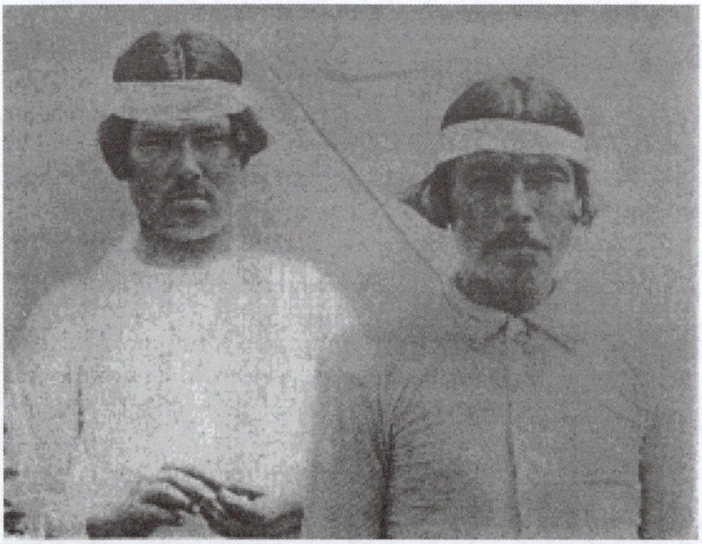

图1-1 巴塔哥尼亚人

在美国圣路易斯举行的世界博览会上，参与者就原始部族的视力状况进行了试验，结果均为正常。但也许是因为这些原始部落的人从未拍摄过照片，所以面对镜头时，他们看起来全部有近视问题（详见第九章）。

眼科医生一直告诉我们：人类视觉器官的存在目的和现代社会并不相符，因为数万年前并不存在学校、印刷机、电灯和电影，而眼睛在那之前却早已完成进化过程，可以满足人类的一切用眼需要。那时人类需要捕猎、放牧、耕作和战斗，专家说当时人类需要的主要是远视力。由于眼部放松可以缓解远视力状况，所以视觉应当和声音感知一样不需要肌肉运动而是被动实现的。据推测，近视力却并非如此，其在短时间内迫使肌肉进行调节，并且不会对调节机制施加任何压力。但是人们却忘了，原始部族的女性也会做针线活、绣花、纺织以及精良美观的艺术创作，而她们的视力状况却和男性一样好。

当人类学会通过书籍等印刷品相互交流思想的时候，眼睛被赋予了新的使命，初期只有少部分人受到影响，但现如今，多数人均受到这些影响。几百年前，即使高高在上的王子也不需要学习读写；而现代社会，不管人们是否愿意，都必须上学接受教育，就算是学龄前儿童，也要到幼儿园里读书。我们的上一代人年轻时，书籍并不普及，且价格昂贵，但在当今社会固定或移动的各种图书馆让书籍几乎成为了所有人的日常用品。形形色色的印刷劣质的报纸充斥着各种专栏，造纸术的发明，使这种媒介的出现成为可能。现代人工照明取代了蜡烛，成为了主要的照明方式，这让现代人在原始人原本休息的时间得以继续工作和休闲，而电影的出现则进一步加快了这一进程。

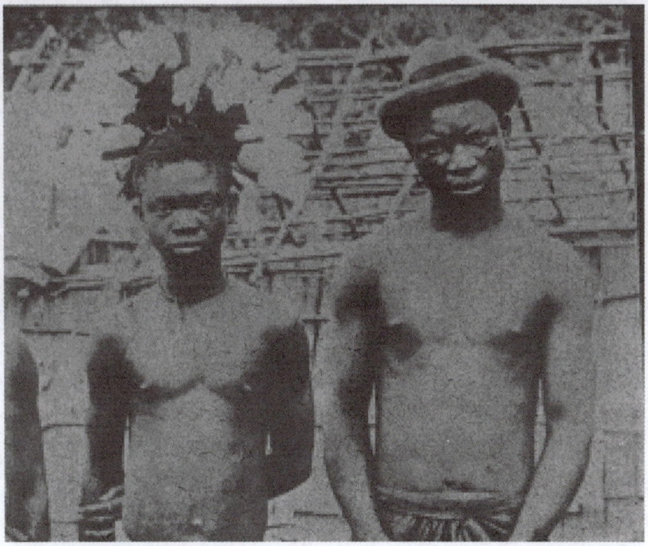

图1-2 非洲矮人

测试结果显示非洲矮人视力正常，但是照片中他们的表情却让人丝毫看不出这一点。

我们是不是可以认为自然之所以创造出了总是能适应新需求的人体器官，是因为它对这些变化发展早有准备？眼科学界的普遍观念是，自然不可能、也没有对此进行任何准备，并且即使视觉发展比其他发展更能反映人类文明的进程，视觉器官本身也并不能完美承载这项历史任务。

很多事实表明，原始部族的人几乎不存在视觉缺陷，而在现代文明环境中90%的人却都存在视力问题，并且随着年龄增长而不断加重，40岁以上的人的视力几乎全部存在问题。大量数据可用于证明这个论断，甚至只需用一个现代军队征兵时对入伍人员的视力要求就足以说明。

对于戴眼镜这种现行的一般疗法，眼科学界几乎没有微词，因为戴眼镜能免除药物治疗带来的副作用，眼镜之于有视力问题的人就如同拐杖之于残疾人。但是，眼科医师们也常常探究药物疗法的进程，虽然他们清楚这几乎是在做无用功。苏黎世的Sidler-Huguenin博士发表过的一篇关于近视的论文曾引起轰动，他认为无论眼镜还是任何已知的治疗方法几乎都不能预防屈光不正，也不能阻止常见并发症的进一步发展。

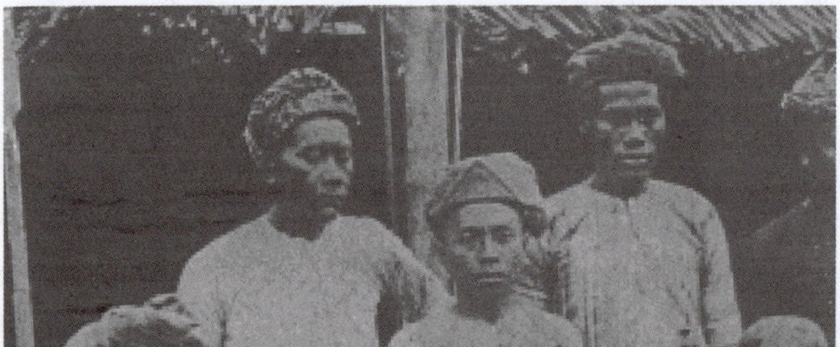

图1-3 菲律宾摩洛人

照片中的人视力均为正常，但除左上角一人由于闭着眼睛使我们无法看到眼部状况外，其余人看起来均有近视问题。

Huguenin博士的上述结论来自他在个

人诊所和苏黎世大学校医院中接触到的上千个真实病例，其中一些患者来自当地的教育机构，他表示虽然这些患者多年来一直“热衷于完全按照”医嘱进行治疗，有时甚至按照他的嘱托更换职业，但是仍然无法避免治疗失败。

Huguenin博士说：“我从事眼睛屈光的研究已超过30年，我得出的结论与上述结论相同，即现行的所有预防和治疗屈光不正的方法均无作用。然而同很多人一样，我从很早开始就认为这个问题并非无解。”

任何有过从医经验的眼科医师都知道，从已了解的事实来看，屈光不正并非不可治愈，因为屈光不正自行痊愈的案例偶有发生，有时也会从一种类型自发转变成另一种类型。行内惯例是直接忽略这些会引起争议的事实，有时也用其他方法自圆其说。幸运的是，那些无论如何也要坚持旧理论的人在多数情况下都能给晶状体强加一个调节功能，从而给出貌似合理的解释。我们学到的理论告诉我们，晶状体能通过改变弯曲度而调节人眼在不同距离处的聚焦状况。由于理论上稳定的屈光不正实际上并不稳定，所以理论家们一直在寻找能够解释这种现象的依据。他们发现可以默认晶状体有改变弯曲度的功能，这样不但可以实现正常调节，还可以解释屈光不正是由调节紊乱引起的，而真实原因则由此被掩盖。有远视的人既看不清楚远处也看不清楚近处的事物，是因为眼球前后距离太短，近处物体发出的会聚光线和远处物体发出的平行光线均在视网膜后会聚，而非正常情况下的视网膜上。而近视则是由于前后眼球距离太长，近处物体发出的光线会聚到视网膜上某点后，远处物体发出的平行光线却无法到达视网膜。一般认为，上述两种情况一旦形成就是永久性的，只不过一种是先天的，另一种是后天的。按照常理，眼球形状不可能发生变化，所以如果得

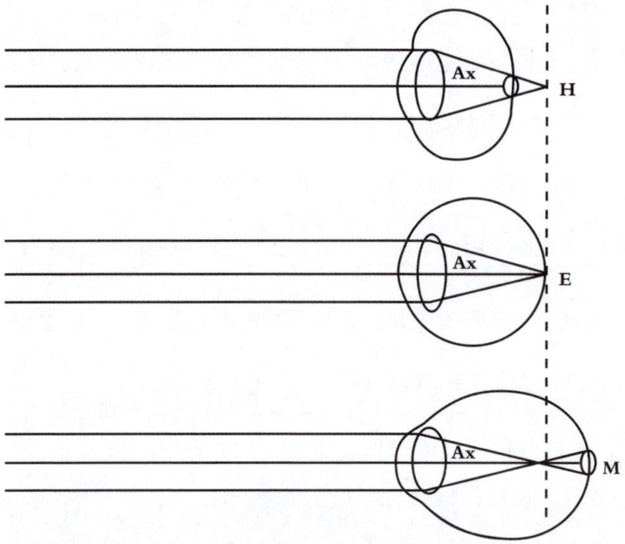

图1-4 远视、正视和近视的眼球图

H——远视；E——正视；M——近视；Ax——视轴。注意在远视和近视中，光线并不会聚成一个焦点，而是在视网膜上形成一个圆斑点。

过远视或近视的人，后来视力恢复正常或度数有所降低的话，专业人士给出的解释是：远视患者在看远距离和近距离物体时，眼睛适当增加了晶状体的弯曲度，从而完全或部分地弥补了眼球凸度不够的问题；相反，近视是由于眼球本身弯曲度过大，而近视度数增加是由于眼球弯曲度增大。换言之，控制晶状体形状的所谓“睫状肌”被赋予了能够自由收缩的功能，能够使晶状体持续呈现凸面状态，且该理论认为上述功能仅适用于近处物体的成像。不懂医学的人看到这些奇怪的理论可能觉得很反常，但是眼镜的这种构成在眼科医师脑中根深蒂固，所以在配眼镜时，他们一般会在患者眼内滴入阿托品药水（一种常看眼科医生的人很熟悉的药水），以使睫状肌变得麻木，防止晶状体的弯曲度发生变化，从而帮助他们确定“隐性远视”，摆脱“显性近视”。

业内普遍认为晶状体只是导致屈光不正变异的次要原因，且只在人年纪较轻时才有影响。由于人们到达一定年龄后（有些人在45岁以后），晶状体自然会失去部分弹性，所以也无需为此继续寻求看似合理的解释。但是散光现象可以消失、散光性征能够改变似乎让事情变得更加棘手。由于多数情况下人们认为角膜弯曲度均发生非对称变化，才使得光线不能会聚在一点，所以按照常理，眼睛并不能完全克服该情况，可是散光和其他屈光不正却来去自如，这又无从解释。相关理论还表明，屈光不正可以自发形成，有些人能自发形成三个屈光度，我自己则能形成一个半屈光度。

我对纽约眼耳鼻喉科医院等机构的3万名患者进行了眼部检查，发现大多数情况下，屈光不正不是自行康复就是发生了性状改变。而我既不能忽略这种情况，也不能用传统解释方法欺骗自己，虽然这种方法能省去很多麻烦。我认为真理永远不会变成谎言，这绝无例外。所以如果屈光不正无法治愈，那就不可能自行康复，也

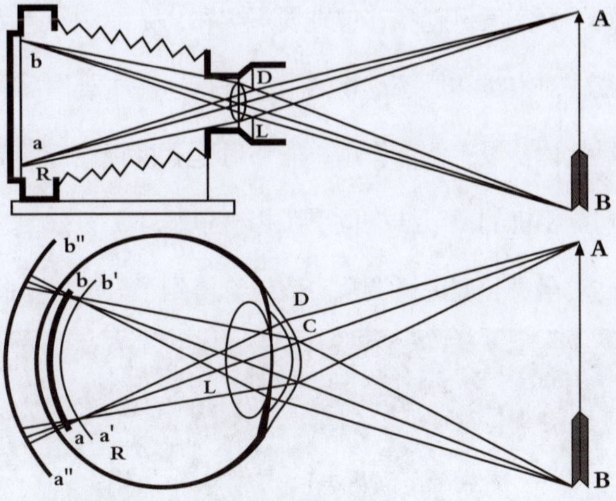

图1-5 眼睛如同一部照相机

照相机：D隔膜由重叠金属圆板组成，光线通过圆板进入照相机内并被放大或缩小；L——视网膜；R——感光板（相当于眼睛的视网膜）；AB——拍摄对象；ab——感光板上的图像。

眼睛：C——角膜，即光线实现第一次屈光的位置；D——虹膜（照相机的隔膜）；L——晶状体，即光线实现再次屈光的位置；R——正常眼睛的视网膜；AB——看到的物体；ab——屈光正常或正视眼看到的图像；a' b'——远视眼看到的图像；a" b"——近视眼看到的图像。要注意a' b'和a" b" 的光线分散在视网膜上，而不是像ab一样聚集在一点，所以最终成像模糊。

不会改变性状。

最后我发现近视和远视同散光一样，可以自发形成。近视形成的原因并非我们长久以来认为的那样是由于看物体时距离太近所引起的，而是与看远处物体时眼球产生的张力有关，而看近处物体时眼球产生的张力则与远视有关。我还发现，屈光不正并不是永久性的，轻度屈光不正可以治愈，而重度屈光不正可以缓解。

为了探寻这些问题的答案，我为上千名患者做了眼部检查，而我接触到的真实案例越多，就发现事实和公认的观点差距越大。终于在几年前，我在对人类和低等动物的眼部进行了一些观察后，得出了这样的结论，即晶状体并没有调节作用，能够对远近视野进行调节的结构位于眼内（就如同照相机的调节结构位于照相机里一样），该结构借助眼球外部的肌肉运动对自身长度进行调整。该结论得到了大家的认同。同时得到认可的还有我对屈光不正的说明，我认为屈光不正（包括老花眼在内）并非由眼球或晶状体结构内的器质性变化引起，而是由外附肌功能性紊乱导致，该紊乱可治愈。

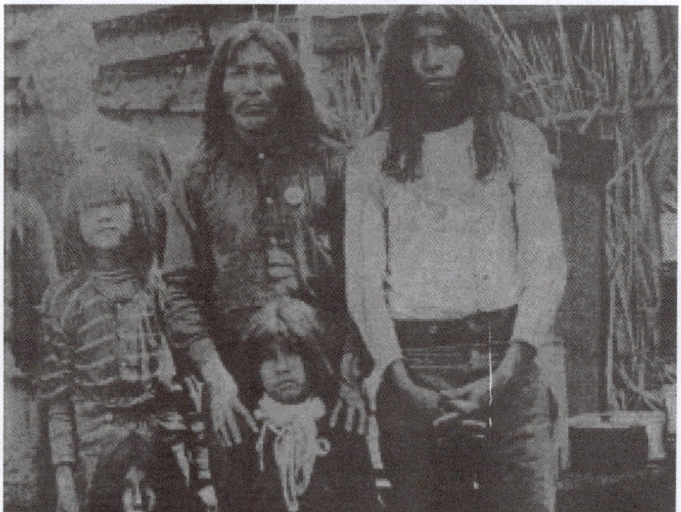

图1-6 墨西哥印第安人

经测试，所有人都视力正常，但照片中这些原始部落的人均眯着眼睛或目不转睛地盯着某处。

进行上述说

明时，我十分清楚自己正在对已经应用了半个多世纪的眼科学常识提出质疑，但是在事实的引领下，经过漫漫探索长路，我最终得出了上述结论，而现在我对自己过去的无知感到万分诧异。在探索重度近视的改善方法时，我采取了保守做法，将功能性近视和器质性近视区分开来，认为前者可以治愈或缓解，而对于后者，我接受了传统观点，认为其无法治愈。

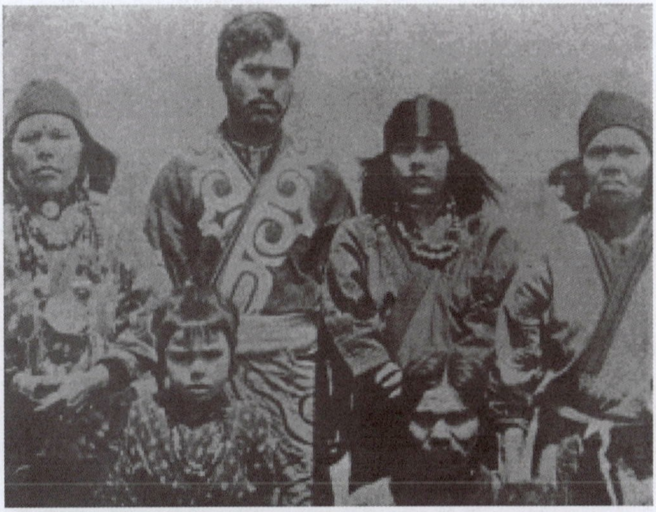

图1-7 日本原住民阿伊努人

照片上的所有人看起来都临时出现了视力问题。

第二章

同步视网膜检影法

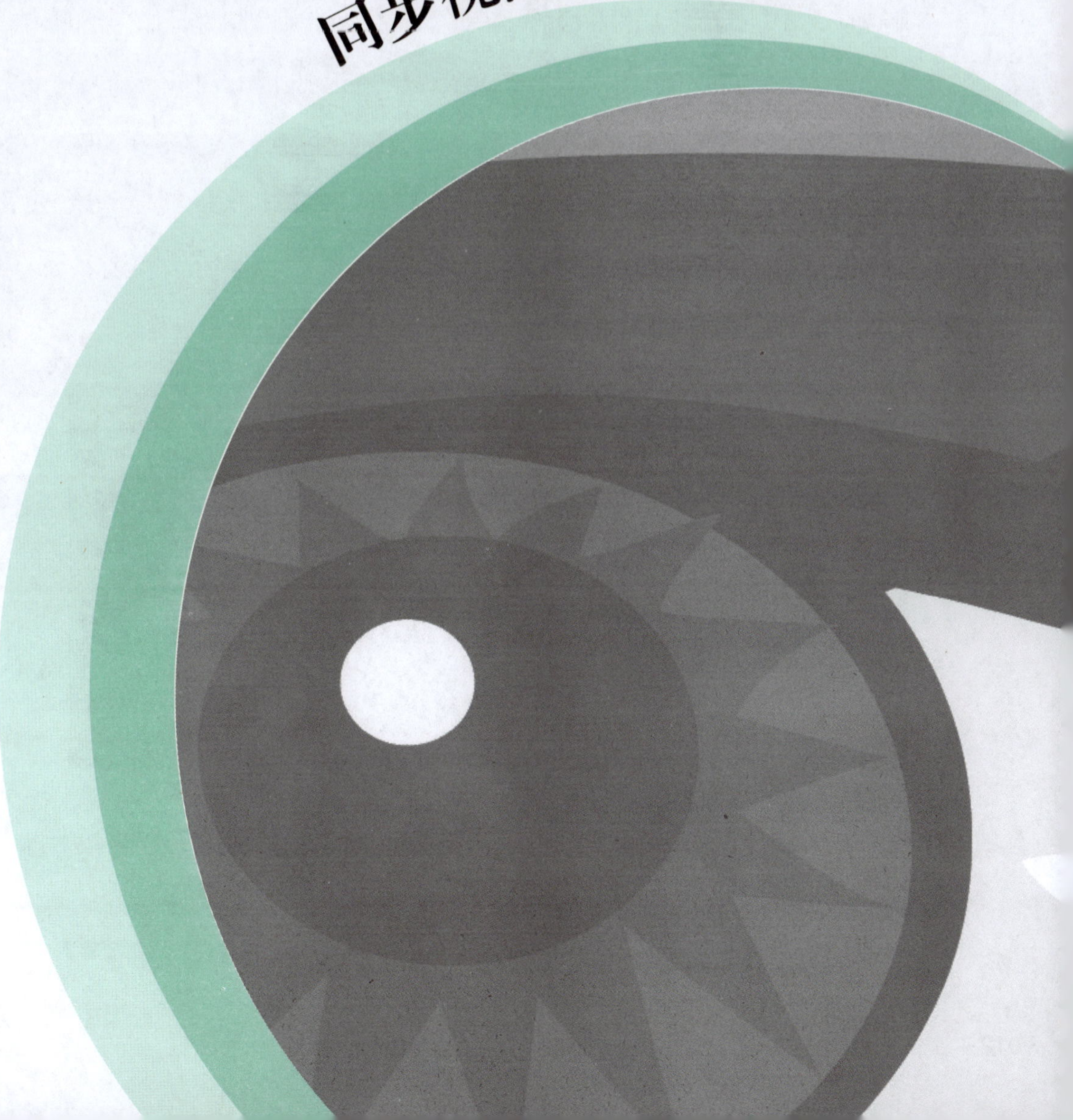

我掌握的眼部相关信息均通过同步视网膜检影法获得。检影镜是检测屈光不正的仪器，光束通过镜面折射进入瞳孔，该光束可来自仪器外部（人体上方或后方），也可以借助电池将光束导入仪器内部。透过观察孔，可以看到有光照射的部分瞳孔。由于人类视网膜是深黄色，所以正常人眼也是深黄色；猫的眼睛是绿色，如果视网膜坏死，则眼睛可能是白色。眼睛聚焦在观察孔以外的位置时，可以观察到瞳孔边缘有一个阴影，能够反映眼睛屈光情况的正是这个阴影在检影镜处于不同方位时给出的不同反应。当仪器距离眼睛6英尺[①] 以上时，若阴影和检影镜移动的方向相反，则眼睛为近视；若和检影镜移动的方向相同，则为远视或正常。只是在远视当中，阴影移动的幅度比正常视力下的移动幅度更大，眼科专家能够通过这种微小的幅度差距区分远视和正视。若眼睛有散光，则阴影会沿不同眼球子午线运动。要确定屈光不正的度数、精准区分远视和正视并区分多种散光，检测时通常需要让被检测者戴上眼镜。若眼镜镜片为凹面而非平面，观察到的阴影运动将会上下

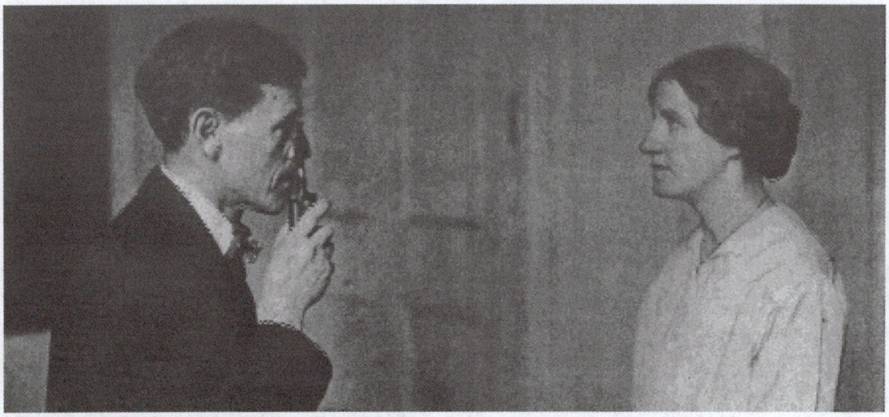

图2-1 检影镜的常规使用方法

由于检测者与被检测者距离过近，被检测者有些紧张，所以屈光受到一定影响。

① 1英尺等于30.48厘米。

颠倒，所以平面镜片在检测中较为常用。

这种仪器功能十分强大，目前还没有被医疗行业完全利用。一部分眼科医师利用斯内伦（Snellen）[①] 测试卡辅以试镜片来确定视力是否正常，以及屈光不正的度数。但是这种测试视力的方法速度慢、笨拙而且不可靠，并且不能用在正常生活条件下的低等动物、儿童以及成人的屈光不正研究中。

斯内伦测试卡和试镜片只在特定的有利条件下方能使用，但是检影镜却可在任何条件下使用。虽然光线较暗时的使用效果比强光时更佳，但所有光线下均可正常使用，即使阳光直射眼睛也不受影响。检影镜在其他不利条件下也能使用。

斯内伦测试卡和试镜片的测试时间从几分钟到几小时不等，而检影镜却能在不到一秒的时间内给出屈光结果。如果用测试卡和试镜片进行测试，我们不可能得知棒球运动员在挥棒瞬间和挥棒完成瞬间的屈光情况，而检影镜却能在这种情况下轻松测试出这名运动员的视力是正常、近视、远视还是散光，若测试完成后发现了屈光不正现象，则可通过阴影的移动速度判断出相当精确的屈光度。

斯内伦测试卡和试镜片测试结束后，需要从被测试患者对其看到物体的陈述中才能得出最终结论，可是患者在测试过程中常常有些焦虑困惑，并不清楚自己到底看到了什么，也不知道佩戴不同眼镜时他所看到物体的清晰度是否有所改善。此外，视敏度并不能完全反映屈光不正的情况。经此测定近视屈光度同样为2的两名患者，其中一名视力状况就可能比另一

① Herman Snellen (1835—1908)，著名的荷兰眼科学家，是乌特勒支大学眼科学教授和荷兰眼科医院主任，提出了视敏度的现行标准，且制定了现在通用的视力检查表。

名好一倍。这种测试卡的结果完全由主观意识主导，而检影镜却是客观结果，只反映患者的真实状况。

简言之，斯内伦测试卡和试镜片测定屈光要耗费大量时间，且只在特定条件下才可使用，得出的结果并不可靠；而在所有条件下（包括正常和不正常）对人类和低等动物使用检影镜，即使没用正确方法，其测试结果也完全可靠。正确的使用方法是指仪器距人眼不小于6英尺，否则被测试者会产生紧张情绪，屈光将会发生改变，从而导致结果不准确，我会在后文中给出产生这种变化的具体原因。对低等动物进行测试时，仪器与眼部距离则需更大。

三十多年来，我一直通过检影镜对眼睛的屈光进行研究，我用该仪器对成千上万的学生进行了眼部测试，同时还检测了千余种低等动物，包括猫、狗、兔、马、牛、鸟、爬行动物和鱼类。我在多种不同条件下对被测试者进行测试，包括被测试者休息时、运动时（此时我也处于运动状态）、睡眠时和醒来时，甚至被乙醚和三氯甲烷催眠时；我在白天和夜晚均对被测试者进行测试，包括他们感到舒适或激动时、想要看清物体或没有努力去看时、说谎话和说实话时、合上眼睑挡住一部分瞳孔时、瞳孔放大时、瞳孔缩小至一个点时以及眼球上下左右转动时。通过这些测试，我发现了一些从前未被注意到的事实，并且这些事实同传统常识无法兼容。由此我开始进行前文提到的一系列实验，实验结果与我的观察结果完全吻合，因此我只能拒绝接受关于调节和屈光不正的传统观点。但是在详细描述这些实验之前，我恳请读者耐心等待我先对眼部调节传统观点的理论依据进行一番梳理。在我看来，这些依据的说服力不亚于我对晶状体是调节媒介这种传统说法的事实论证，想要理解我的实验，要先从被测试者说起。

第三章

传统调节理论的依据

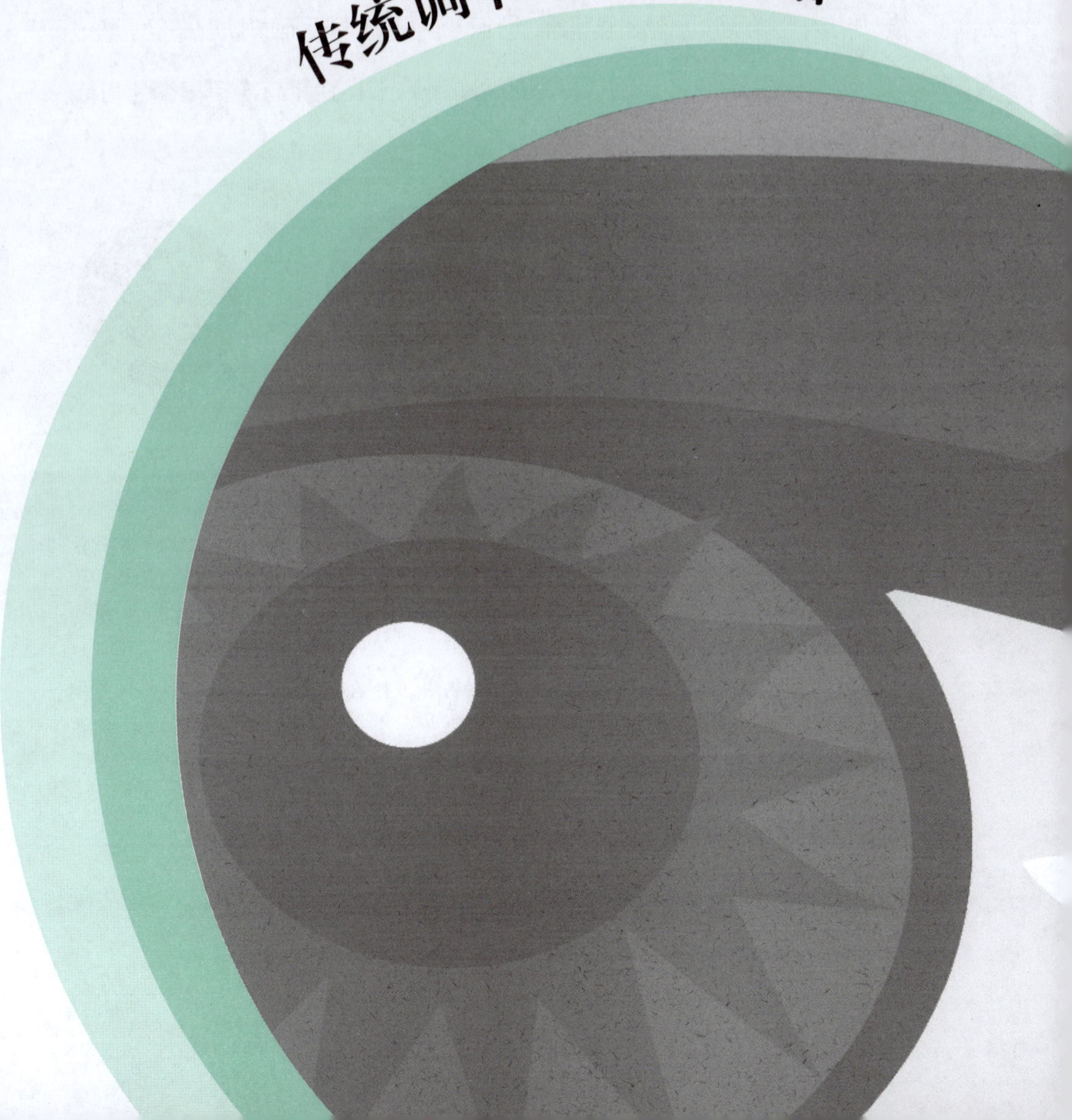

自从Kepler① 提出晶状体可被替换的假设，眼科学专家们就开始头疼不已，因为这就意味着眼睛能对不同距离处的物体自行调焦，再后来似乎每个想象得到的假设都可以用来对此做出解释。Kepler的想法得到了许多人的支持，同时他们也对“变焦与眼球长度有关”这个观点表示赞同。一些人曾认为“瞳孔具有收缩力”这个事实就足以解释变焦现象，直到出现了虹膜移除手术，人们发现即使没有了虹膜，眼睛变焦也不受影响。也有一些人对所有已知理论持否定态度，大胆地坚持眼睛根本不存在变焦现象这一观点②，但是检眼镜出现后，这种观点就被直接推翻了。因为透过检眼镜，眼内状况一目了然。

按照Landolt③ 的说法，Jesuit和Scheiner于1619年首次提出变焦可能是由晶状体内部性状的改变所引起的，Descartes在1637年又再次援引该观点。在Thomas Young博士于1800年在英国皇家协会宣读

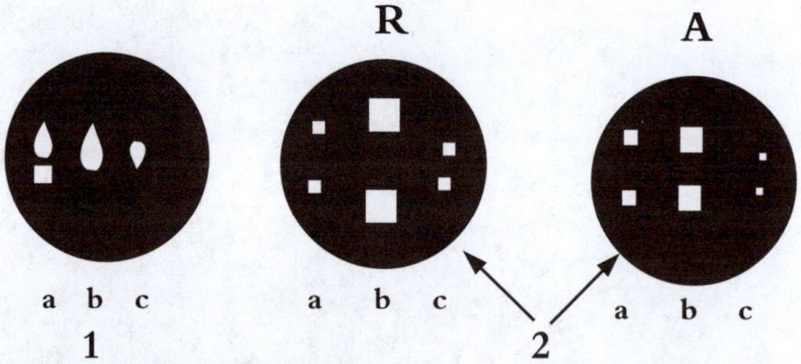

图3-1 浦肯野图像的图解

图3-1.1 蜡烛图像：a在角膜上；b在晶状体前；c在晶状体后

图3-1.2 眼睛休息（R）时和调节（A）时光线透过矩形孔投射在屏幕上：a在角膜上；b在晶状体前；c在晶状体后（亥姆霍兹后）。

需注意，在图3-1.2的A中，处在中央的各个图像较小且相互距离很近，如果图像真的发生变化，则表示在调节过程中晶状体前表面的弯曲度加大。

---

① Johannes Kepler，德国理论家、天文学家和物理学家，曾发现或首次提出许多生理光学事实。

② Donders：《眼睛屈光和调节异常研究》，英文译者Moore。Frans Cornelis Donders，荷兰乌特勒支大学心理学和眼科学教授，是有史以来最伟大的眼科医师之一。

③ Edmund Landolt，瑞士眼科医师，曾定居于巴黎并创立眼科诊所，吸引大量学生前往。

的论文中，这种观点第一次作为论据出现①。Donders说："他列举了原因，若理解得当，本来可以成为确证。"然而，这些论证在当时并未引起太大注意。

大约50年后，Maximilian Adolf Langenbeck② 想到要从浦肯野③ 图像的角度研究这个难题。如果将小光源（通常为蜡烛）摆放在眼前，且距离一只眼睛距离稍近，眼中会出现三个映像：第一个明亮、正立；第二个较大、较明亮、正立；第三个较小、明亮，但呈倒立状态。第一个映像来自覆盖虹膜和瞳孔的透明膜——角膜，另外两个映像来自晶状体，其中正立的映像来自晶状体前表面，倒立的来自后表面。虽然后来人们才发现角膜反射的来源，但在此之前人们已经对其有所了解，而晶状体的两个反射映像在1823年被浦肯野发现，所以上述三个图像统一以他的名字命名。Langenbeck用肉眼观察这些映像，发现中间的映像在眼部调节时与休息时相比更小。由于同一物体凸面反射成的映像比凹面反射的映像小一些，所以Langenbeck认为当眼睛为了看清近距离物体而进行调节时，晶状体前表面的凸度会变得更大。Donders后来重新进行了Langenbeck的这个实验，但却没有得到满意的观测结果。不过Donders做出了如下预测，认为如果用放大镜对映像进行观察，"一定"能够得知晶状体的形状是否在调节过程中发生了改变。Cramer④ 按照Donders的想法用放大镜将映像放大10~20倍，观测后证实晶状体前表面的反射映像在调节过程中大大缩小。

此后Helmholtz也独立完成了一次类似观测，但运用了不同的方法。同Donders一样，Helmholtz对通过传统方法获得的晶状体前表面映像并不满

---

①《眼睛机理研究》，英国伦敦皇家学会Phil. Tr.著。

② Maximilian Adolf Langenbeck，解剖、外科和眼科教授。

③ Johannes Evangelista von Purkinje，弗罗茨瓦夫和布拉格的心理学教授，发现了许多重要的心理学现象。

④ Antonie C. Cramer，荷兰眼科医师。

意，并在其编写的《生理光学手册》中将对该结果进行描述，“映像总是很模糊，甚至连火焰的形状都难以辨别”①。因此他把两个光源放在带有两个小矩形孔的屏幕后（也可以是一个光源和它在镜子中的映像），这样放置可使光线射入屏幕上的小孔并在每个反射表面形成两个映像。在调节过程中，Helmholtz发现晶状体前表面反射形成的两个映像较小，且相互距离很近；而眼睛放松时，这两个图像变大，相互距离也会增加。Helmholtz指出“可以轻易而清楚地” 观测到这种改变。Helmholtz对晶状体在调节过程中的观测结果于20世纪中叶发表，人们很快将其当作事实，该结果从此便出现在所有关于该问题研究的教科书上。

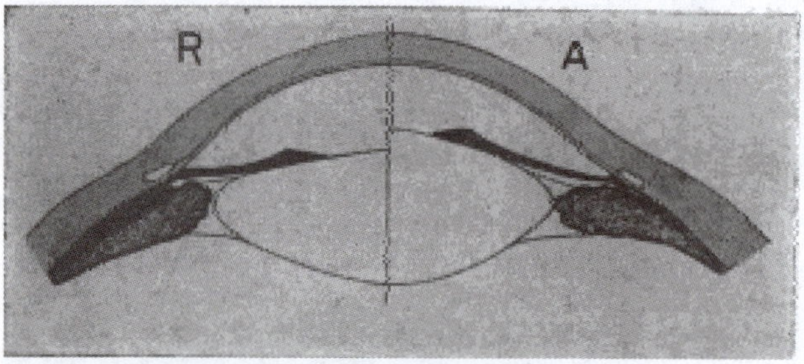

图3-2 Helmholtz的调节理论图解

R是晶状体的休息状态，此时晶状体为观看远距离物体进行调节。在A中，Helmholtz认为悬韧带在睫状体收缩过程中得到了放松，使得晶状体可以借助自身弹性向前突出。

Landolt写道：“可以这样说，晶状体在调节过程中所发挥的作用是医学生理学最重大的发现，关于其工作方式的理论也最站得住脚，因为‘专家们’不但能够用清晰的数学论证证明其正确性，并且能够轻松证明从前所有关于眼睛调节的理论均不正确。从而使‘眼睛通过增加晶状体曲度来看近处物体’这种观点成为了无可争议的事实。”

①《生理光学手册》，Nagel编辑，第一卷。

Tscherning说："调节过程中浦肯野图像发生变化，证明眼睛调节过程中晶状体前表面的曲度增加。"①

Cohn说："伟大的思考者们在探究该现象时遇到了重重困难，直到最近Sanson、Helmholtz、Brucke、Hensen和Volckers才得以将其过程清晰而完整地呈现在他们的作品当中。"②

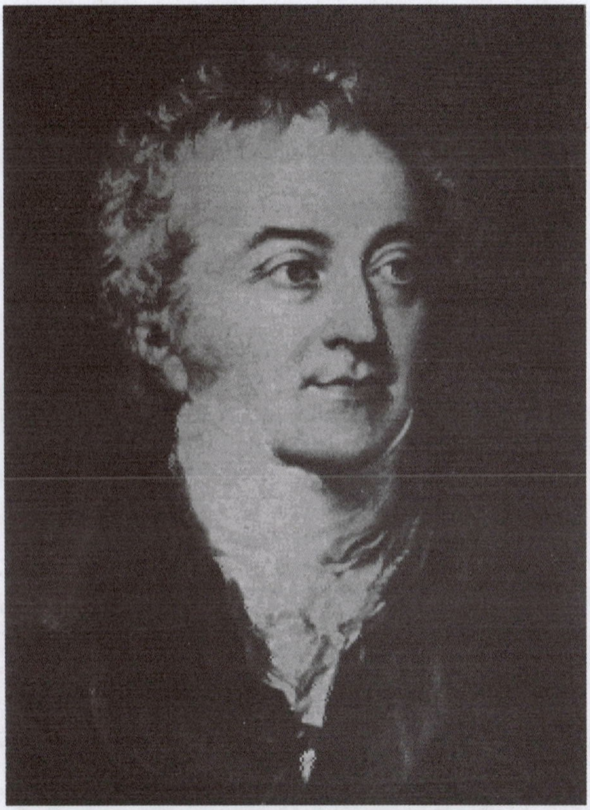

图3-3 Thomas Young (1773—1829)

英国医生和科学家，是用一系列论据论证晶状体是调节媒介这一观点的第一人。

Huxley将Helmholtz的观测结果称为"所有阐述调节过程的理论必须遵循的事实依据"，Donders则将该理论称为"真正的调节原理"③。

Arlt曾提出眼球伸长理论，并否认其他一切理论，他刚开始反对Cramer和Helmholtz得出的结论，但后来却接受了这种观点。④

---

①《生理光学》，原作者授权译本，Weiland译。Marius Hans Erik Tscherning，丹麦眼科医师，曾担任索邦眼科实验室的联职主任和主任共25年。其后他成为哥本哈根大学眼科学教授。

②《学校里的用眼卫生》，英文版由Turnbull编著。Hermann Cohn，布雷斯劳大学的眼科学教授，主要以他对用眼卫生的贡献而著称。

③《眼睛屈光和调节异常研究》。

④《关于近视的原因和发展》，Vorwort著。

在对该现象理论的探索过程中，人们惊奇地发现这么重要的眼部治疗方法所依据的理论竟充满如此多的争议。虽然Helmholtz对自己观测到的眼部调节时晶状体发生形状改变这一结果感到十分自信，但是他并不能确定发生这种改变的诱因，因此针对该问题始终争论不断。用他自己的话说，“除了发现调节与睫状肌有关外一无所知”。Helmholtz认为他所观察到的晶状体曲度变化一定是受到睫状肌的影响，但是他却无法提供任何能够解释这种理论的依据，因此他明确表示这种理论仍然只是一种可能性。Tscherning说：“虽然Helmholtz保守地认为其所提出的理论仅为一种可能性，但他的几个忠诚的学生却一口咬定这就是真理。”与晶状体反射成像的理论被大众所接受不同，关于眼部调节的猜想从未统一。据我所知，除了笔者以外，目前还没有其他人提出睫状肌是调节媒介这个观点，至于其具体调节方式还有待我们进一步去探索。由于晶状体并不参与调节过程，所以自然不会有人发现其在调节过程中是如何改变曲度的。然而奇怪的是，尽管在这个问题上存在如此多的疑点，仍然没有人质疑晶状体会发生改变的这个观点。

晶状体在白内障手术中被切除后，患者常常会失去眼睛调节的能力，不但在日常需要通过佩戴眼镜来补偿这部分缺失的功能，读书时还需要更换度数更高的眼镜。然而，也有少部分白内障患者在手术完成并适应了情况后，不用换成更高度数的眼镜也可以看清近处的物体。上述两种案例的并存状况一直是眼科学界的疑难问题。第一种更为常见，可以用来证明晶状体是调节过程媒介的观点；第二种却很难用常规理论解释清楚，按照Thomas Young博士的说法，其一度成为晶状体媒介理论的“巨大障碍”。一些专家将大量做过晶状体移除手术的眼睛变焦案例报告给英国皇家学会，Thomas Young博士在提出他的调节理论之前也对这些案例中的一部分做了检测，并认为那些专家的观测结果有误。虽然他认为“进行过晶状体移除手术的眼睛不会发生焦距改变”，但他也形容自己能够用来证明这一观点的论据“并不完全具有说服力”。一段时间后，Donders就此进行了一系列研究，并总结“在无晶状体的眼睛中，没有任何迹象表明其还有调节能力”①，Helmholtz也对此持相似看法。虽然Von Graefe在无晶状体的眼睛中观察到了“一丝”调节迹象，但他认为这并不足以推翻Cramer和Helmholtz之前的理论。他还说该迹象可能来自虹膜的调节功能，也可能是由外眼肌运动时视轴线拉长所引起的。②

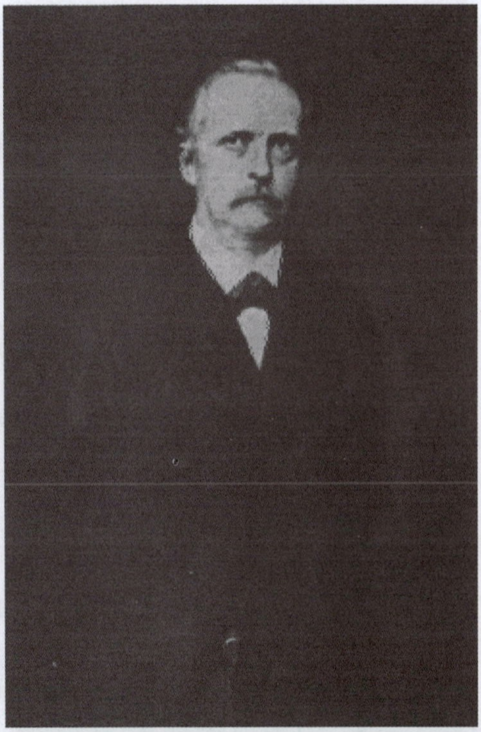

图3-4 Herman-Ludwig Ferdinand von Helmholtz (1821—1894)

他的关于晶状体前表面映像行为的测验被人们认为证实了晶状体的曲度在调节过程中发生了改变。

这些眼科专家们的观点在眼科文献中的碰撞一直持续了70余年。然而在当今，众所周知有很多人在进行晶状体移除手术后可以不用改变眼镜的度数就能看清处在任何距离的物体，这已经成为了毋庸置疑的事实。任何有从业

①《眼睛屈光和调节异常研究》。
②《眼科档案》，第二卷第1部分。Albrecht Von Graefe是柏林大学眼科学教授，与Donders和Arlt并称为19世纪最伟大的眼科医师。

经验的眼科医师都曾遇到过这种案例，这样的案例也被大量编入文献。

波兰弗罗茨瓦夫的Forster教授在1872年对22例白内障手术进行了报告，这些手术均进行了晶状体移除，且移除后眼睛都出现了明显的调节过程。患者年龄从11到74岁不等，年龄较小的患者调节能力强于年龄较大的患者。一年以后，俄罗斯莫斯科的Woinow对11个该类案例进行了报告，患者年龄在12到60岁之间。Loring在1869年和1870年分别向纽约眼科协会和美国眼科协会报告了同一案例：患者年龄为18岁，手术后没有更换眼镜，并且能够在距离20英尺远的地方看清斯内伦测试卡上的20/20，同时可在5到20英寸①间的距离看清卡上的菱形。1894年10月8日，A.E.Davis博士的一名在术后能进行完美眼部调节的患者同意前往纽约眼科学会。Davis在报告中写道："关于该患者为何能佩戴远距眼镜进行眼部调节看近距离物体这一问题，协会成员分歧较大，但是其无须更换眼镜就可看清近距离物体确是不争的事实。"

该患者职业为厨师，年龄42岁。1894年1月27日，Davis为该患者移除了右眼的黑色内障，同时为他配置了两副眼镜。其中一副用于代替晶状体功能，观看远距离物体；另一副度数较高，用于阅读书籍。患者于10月再次来到Davis处，但并非由于眼睛不适，而是担心自己眼部张力过紧。术后几周他不再使用用于阅读书籍的眼镜，只佩戴远距眼镜。由于从未遇到过该种情况，Davis博士怀疑患者所说的真实性，但是在经过检查后，发现所言非虚。患者无晶状体的眼睛透过11.5屈光度的凸面镜片可以在距离20英尺远处看清斯内伦卡片上的20/10，同时透过该凸面镜片（不改变镜片位置）可以看清14到18英寸处的极小文字。Davis博士将该案例报告给眼科学

①1英寸等于2.54厘米。

会，但正如上文提到的那样，协会并未给出任何答复。4个月后的1895年2月4日，患者在同一距离处依然可看清20/10，而其近距离视力状况有所提升，此时他可以在8到22.5英寸处看清卡片上的菱形。Davis博士对该患者进行了大量试验，虽然无法对其眼部状况给出合理解释，但也发现了一些有趣的现象。虽然Donders自己对无晶状体眼睛没有调节能力这个测试结果感到满意，但是荷兰专家所报告的情况与Donders的测试结论却不甚相同，因此Davis博士认为Donders的测试“完全不能作为该课题的论据”。用眼膜曲率计对该患者的眼部调节过程进行观测时，可以发现角膜曲度发生改变，且角膜向前稍微移动。莨菪碱是可代替阿托品用于睫状肌麻醉的药品（每隔5分钟滴入浓度为10%的溶液，过程持续35分钟，完成后静候半小时），睫状肌被莨菪碱麻醉后，角膜曲度在调节过程中依然发生改变，且在强制眼睑不闭合的情况下同样如此。既然已经排除眼睑压力和睫状肌可能产生的影响，Davis博士认定上述曲度变化“由外眼肌运动引起”。在莨菪碱麻醉的状况下，该患者的眼部调节过程几乎没有受到任何影响，其可看清的距离范围仅仅缩短了2.5英寸。

眼膜曲率计还显示该患者没有散光。黑内障移除手术后3个月，该仪器同样显示他没有散光，然而手术后三周半检测时却发现他有4.5屈光度。

为了获得更多信息，Davis博士对Webster曾在《儿科档案》中发表的一个案例又进行相似的测试。该案例中的患者患有先天性双白内障，在10岁时到Webster博士处进行治疗。其左眼晶状体由于长期进行针刺治疗已经被完全吸收，只剩下它的不透明外膜。而右眼由于没有被外物干扰，所以它的外膜呈透明状，能够接收到外部视野。Webster博士在左眼的外膜打开一个小孔并充填左眼瞳孔，此后该患者的左眼在佩戴眼镜之后的视力状况同右眼的裸眼视力状况几乎相同。因此，Webster博士认为患者没有必要佩戴远距离眼镜，仅仅为他配了读书用的眼镜（右眼平镜，左眼近视镜）。1893年3月14日，该患者复诊时表示他一直佩戴阅读眼镜。佩戴此眼镜时他可以在20英尺远处看清斯内伦测试卡上的20/20，并可轻松在14英寸远处看清卡上的菱形。其右眼晶状体被移除后，右眼中不再有调节现象。2年之后，在1895年3月16日，Davis博士为该患者进行检查，发现他的左眼可在10到18英寸范围内进行调节，此时未观测到角膜发生变化。该结论同Donders的结论相似，眼睛在莨菪碱麻醉条件下可进行调节，只是过程并不顺畅。该患者右眼未有调节现象。

上述案例及其他相似案例，让那些试图将它们和通用理论结合起来的专家们感到十分尴尬。透过检影镜观测无晶状体眼睛可发现调节现象，然而Helmholtz的理论已经完全占据了眼科界的理论主导地位，因此这种客观试验的结果并没有被大家所接受。眼睛的明显调节现象被当作假象，并且出现了许多奇怪的和非科学的理论来解释这种现象的不真实性。Davis认为“某些案例中出现的角膜曲度的细小变化和角膜的轻微移动，可以解释成眼睛还残留微弱的调节能力，但几乎可以忽略不计。毕竟在多数情况下，人们在无晶状体的眼睛中观测不到调节现象”。

让通用理论支持者感到头疼的另一个问题是散光可以自发产生。散光意味着角膜形状发生改变，但是如果承认角膜形状能够改变，就意味着“眼球不能伸展”这个理论是错误的。但是散光问题不像无晶状体眼睛的调节问题那样棘手，因为这种自发产生散光的案例本来就很少，而文献记载则更少。Davis给出了一些有趣的信息，他将该散光问题和无晶状体眼睛内的角膜变化联系起来，对散光现象进行了研究，研究的案例是曼哈顿眼耳专科医院一名叫C.H.Johnson的外科医生。通常情况下，这名医生每只眼睛都有0.5屈光度的散光，但是如果他愿意，他可以自行将右眼提升至2屈光度，左眼提升至1.5屈光度。他曾经在医院同事面前多次这么做，也曾经在上眼睑被支撑的情况下这样做过，目的是证明这种现象同眼睑压力的影响无关。其后他来到美国路易维尔，这里的J.M.Ray博士在Davis博士的建议下测试了Johnson在莨菪碱（浓度20%的溶液滴注4次）条件下自行提高散光度数的能力。在用莨菪碱麻醉后，眼膜曲率计显示右眼散光度数增加至1.5屈光度，左眼1屈光度。上述现象也证明眼睑和睫状肌不会对散光产生影响，Davis博士得出结论，认为角膜发生的变化“主要受外眼肌影响”。至于其他人对这种现象如何解释，不得而知。

第四章

通过动物实验探究眼部调节的事实

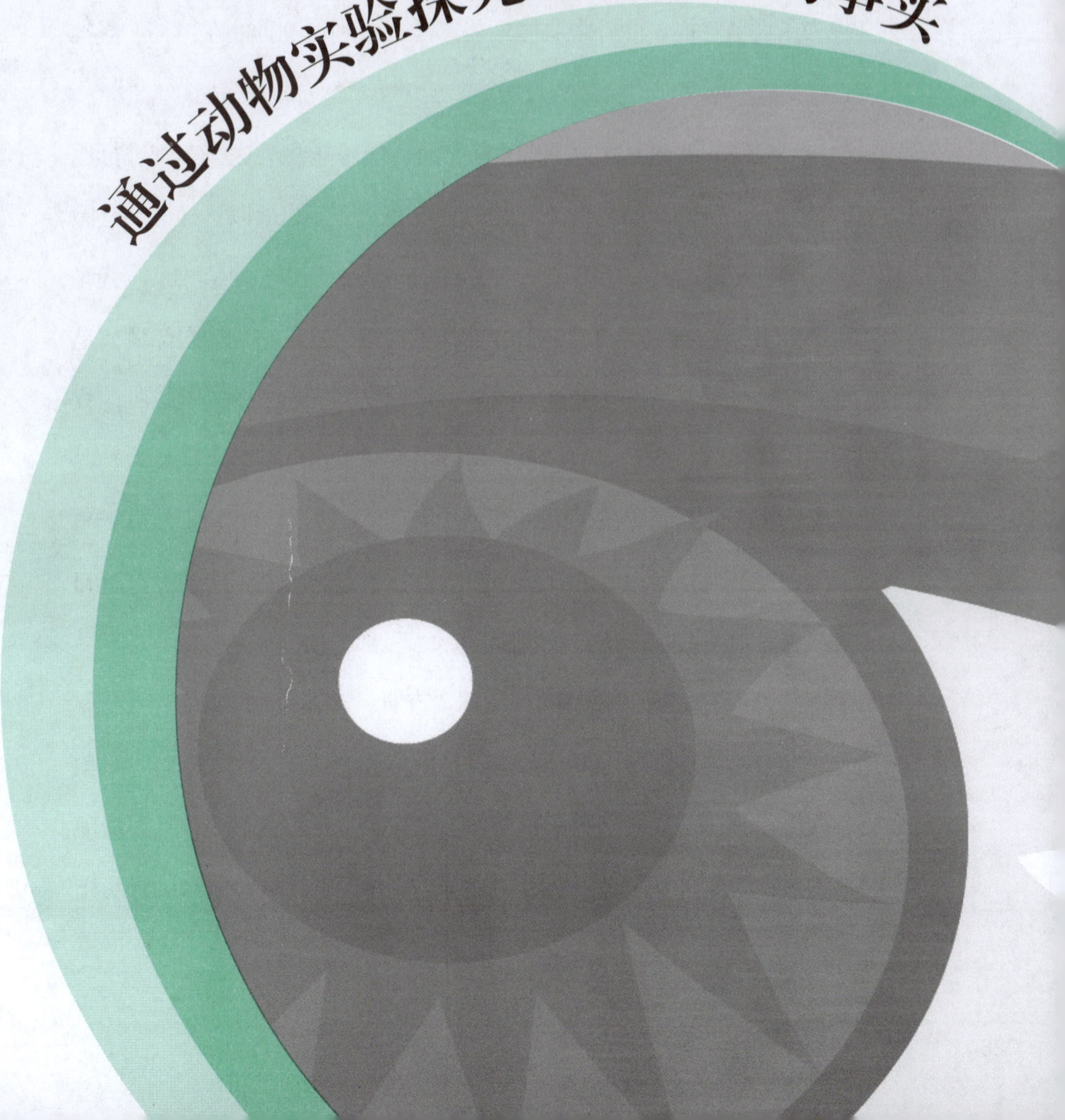

众所周知，眼球外侧的肌肉可以将眼球拉回到眼窝中，但除此之外，该肌肉的其他功能备受争议。在Helmholtz提出眼部调节是由晶状体曲度的变化所影响后，外眼肌是否与眼部调节有关或是否与屈光不正有关已经变得不再重要，不会再引起人们的极大关注。Donders说：“在生理学家对眼部屈光系统还不了解的时候，他们常常认为外眼肌在调节中起到重要的作用。而现在我们知道调节是由晶状体形状的改变所引起，所以外眼肌理论就不攻自破，无须辩驳。”他确定地表示：“在许多案例中，眼睛受损后完全失去了调节功能，而外眼肌的功能却没有受到影响，而在另外一些案例中，虽然眼部所有肌肉全部失去功能，但调节功能却依然正常 。”①

如果不是Donders认为该问题已有定论，他可能会对这些案例进行更深入的调查，而他的看法也可能因此不会这般武断。之所以这样说，是因为按照本书第三章所列的研究结果，Donders的观点与事实恰恰相反。我对鱼、兔、猫、狗和其他动物的外眼肌进行了实验，发现它们的眼部调节是通过外眼肌运动来实现的，完全不以晶状体为媒介。通过控制外眼肌，我可以自由触发或停止眼部调节，也能自行引发或阻止近视、远视及散光。这些实验的全部信息刊登在《纽约动物协会简报》1914年11月刊及1915年5月8日和1918年5月18日出版的《纽约医学杂志》上。本书读者若没有时间或不打算查看上述报刊，我将其内容汇总如下。

眼球的外部有6条肌肉，其中4条是“直肌”，其余2条是“斜肌”。斜肌几乎完全缠绕在眼球中部，并按照其位置分别被命名为“上斜肌”和“下斜肌”。直肌一端同巩膜或眼球外膜相连，位置靠前部，并从眼球顶部、底部和侧边延伸至眼球后部，另一端与视神经通过孔洞边缘的骨头相

①《眼睛屈光和调节异常研究》。

连。这四条直肌同样以所处位置命名，分别是“上直肌”“下直肌”“内直肌”和“外直肌”。斜肌在调节过程中起作用，而直肌与远视和近视的形成有关。

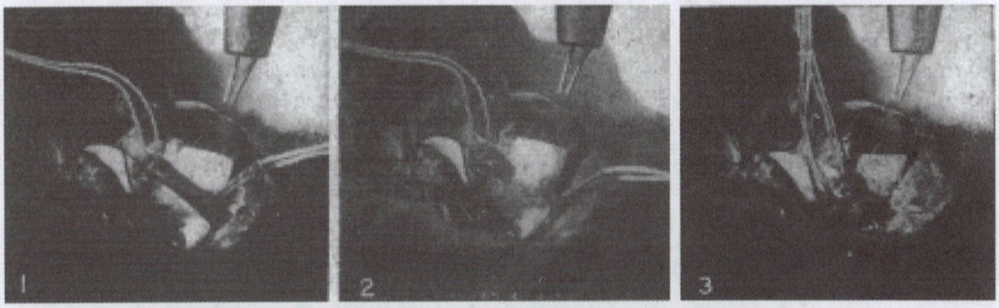

图4-1 兔子眼部示范显示下斜肌在调节过程中不可或缺

图4-1.1下斜肌暴露在外，两条细线与其相连。电击眼球后通过视网膜检影镜发现调节现象。图4-1.2肌肉被移除。电击后无调节现象。图4-1.3两条斜肌被缝在一起。电击后仍产生正常调节现象。

在部分案例中，测试对象只有1条斜肌或其中1条斜肌退化，但是当2条斜肌都存在并处于活跃状态时，通过电击眼球或大脑中调节神经端部都可使其产生调节现象，这与视网膜检影法中观察到的情况相同。同时，人工控制这2条斜肌后，斜肌拉力增加，也会产生调节现象。这是由于斜肌被控制后，1条或2条斜肌会全部卷起，或者斜肌与巩膜的连接点会向前移动。当一个或多个直肌被移除后，斜肌的拉力会更明显地增强。

当1条或2条斜肌均被切断后，或向眼球注射阿托品溶液对斜肌进行麻醉后，电刺激不会再激发调节过程，但是当阿托品药效消失或切断的斜肌被重新缝合后，电击眼部产生正常调节现象。当被测试对象只有1条斜肌（如点纹斑竹鲨、鲨鱼和某些鲈鱼）或有1条退化时（如所有测试中的猫、部分鱼类和为数不多的兔子），电击眼部后不会产生调节现象。然而向前拉退化的肌肉使其拉力增加或者在只有1条斜肌的测试对象眼部增加1条有抗牵引力的细线，电击眼部后会产生调节现象。

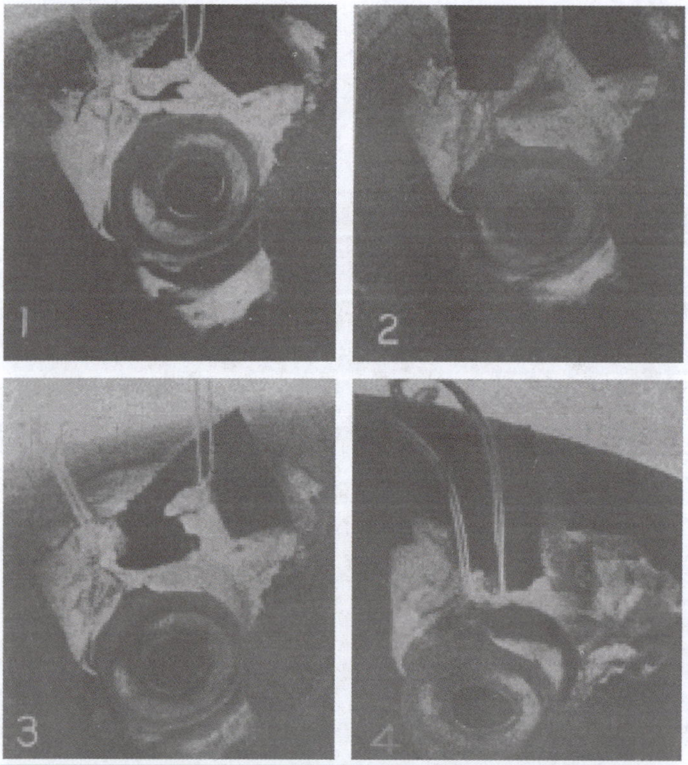

图4-2 鲤鱼眼部示范显示上斜肌在调节过程中不可或缺

图4-2.1用两条细线将上斜肌提起，通过视网膜检影镜观测无屈光不正现象。图4-2.2电击可激发调节，同视网膜检影镜中观测到的现象相同。图4-2.3肌肉被移除。电击眼球不产生调节现象。图4-2.4将切断的肌肉用细线系在一起。电击后仍然产生调节现象。

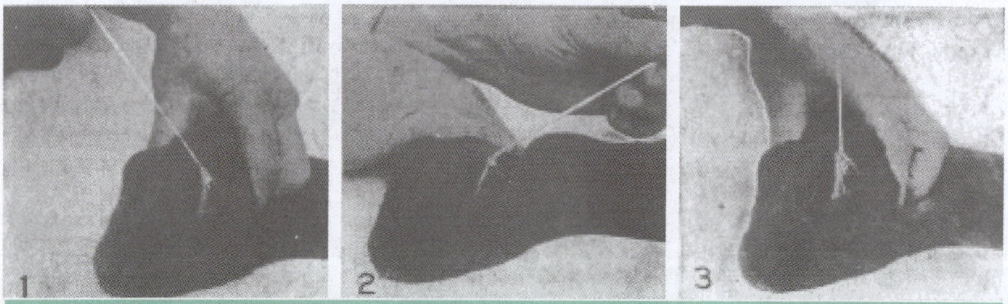

图4-3 兔子眼部示范显示屈光不正现象与外眼肌运动有关。细线与上斜肌和直肌之间的插入物相连

图4-3.1向后拉，产生近视。图4-3.2向前拉，产生远视。图4-3.3向上横拉虹膜，产生混合性散光。

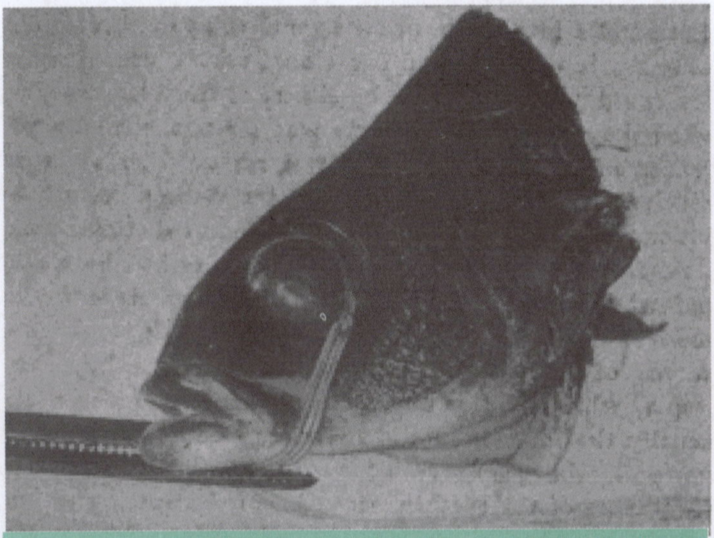

图4-4 鱼类眼部示范显示近视和远视的产生与外附肌运动有关

图4-4将细线一端连接在上直肌的插入物上，用力牵引该细线，眼球会回到眼窝。将细线另一端连接在固力钳上，用固力钳夹住下巴，并保持不动，透过视网膜检影镜发现眼睛出现高度混合性散光。上斜肌被切断后，散光中的近视部分消失，而下直肌被切断后，散光中的远视部分消失，此时虽然没有移除牵引力，但眼睛视力恢复正常。实验结果表明直肌与近视和远视有关。

1条或2条斜肌均被切断后，当4条直肌中有2条以上处于活跃状态时①，电击眼球或调节神经通常会引起远视，而手动增加上直肌或下直肌的拉力时，也会产生同样的效果。用阿托品溶液麻醉直肌或切断1条或1条以上直肌后，电击眼球不会产生远视屈光，但是当阿托品药效消失或直肌被重新缝合后，用电刺激眼球后依然能产生正常远视现象。

需要注意的是，麻醉直肌或斜肌时，需要用皮下注射针将阿托品溶液从眼球后部注入。之前的理论认为只要将阿托品溶液滴入人类或低等动物的眼睛就可以使眼睛停止调节，但是大量实验表明这种做法对眼睛的聚焦能力几乎没有影响。

① 很多动物（特别是兔子）没有内直肌和外直肌或肌肉已经退化，在这样的情况下，实验对象只有2条直肌和2条斜肌，而许多鱼类的内直肌可忽略不计。

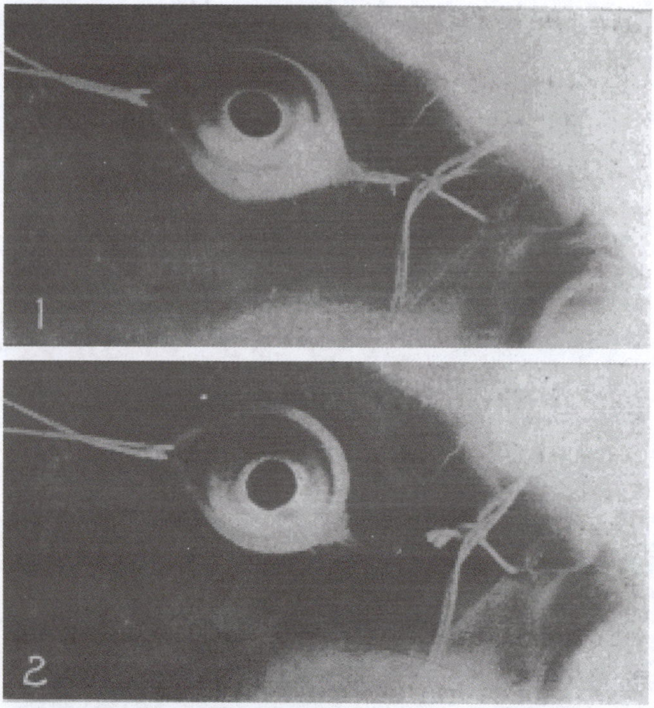

图4-5 鲤鱼眼结膜散光实验

图4-5.1向相反方向拉动连接在鲤鱼眼结膜上的细线，产生混合性散光。注意眼球前部变为椭圆形。图4-5.2将细线剪短，眼球变成常规形状，屈光恢复正常。

散光通常与近视或远视屈光并存，也可通过控制斜肌和直肌自行产生。混合性散光出现在近视和远视屈光并存的情况下，并且只要2条斜肌都处于活跃状态，通过牵引上直肌或下直肌并保持牵引方向与虹膜平面平行即可手动引发混合性散光。但如果两条斜肌中的1条或2条被切断，散光中的近视部分即消失。与之相似，如果上直肌或下直肌被切断，散光中的远视部分消失。若2条斜肌前移，同时上直肌和下直肌也发生前移，则常常会产生混合性散光。

只要眼肌处于活跃状态，被移除晶状体或晶状体偏离视轴的眼睛可以同正常眼睛一样在电刺激下产生调节，而当眼肌处于麻醉状态时，电刺激不对屈光产生影响。

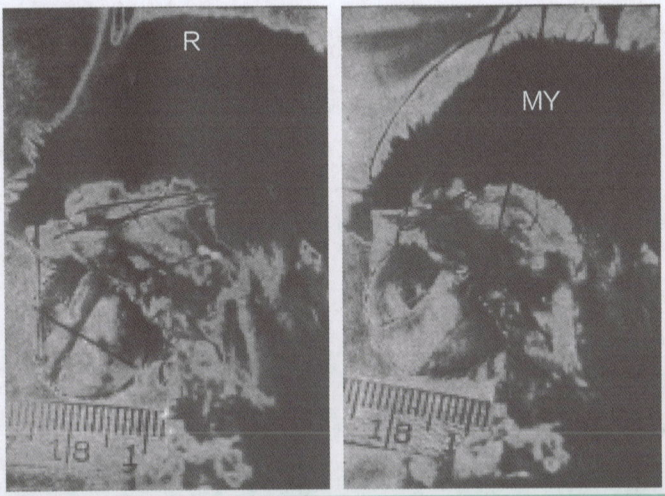

图4-6 兔子眼球示范显示在近视中斜肌延长了视轴长度

R——放松状态。眼球长度正常，视力状况为正视（即可为远距离物体正常聚焦）。My——近视。斜肌一端前移后，其拉力增强，检影镜中可观察到近视现象，并可见眼球长度增加。由于拍摄上面两张照片时细线拉紧程度不同，所以兔子的头部位置不可能完全相同，但尺子显示并未影响照相机的聚焦。

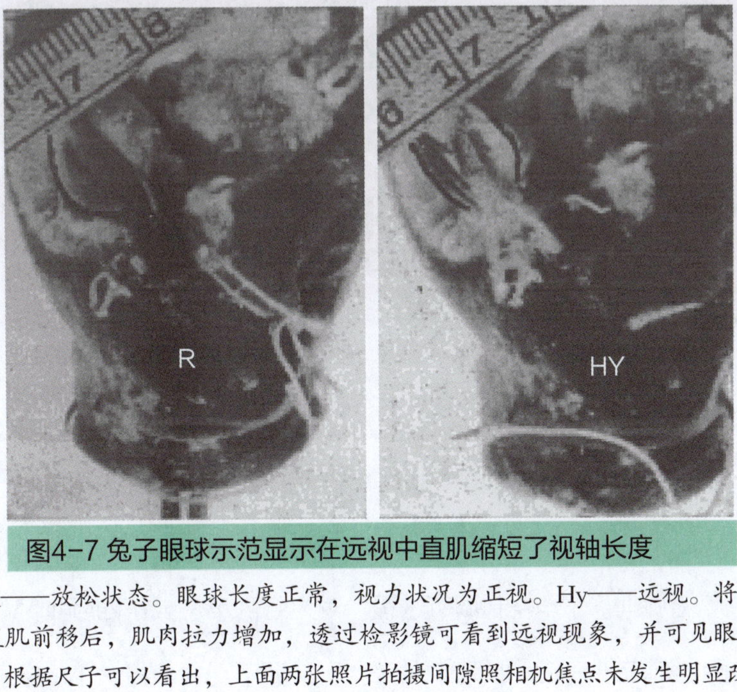

图4-7 兔子眼球示范显示在远视中直肌缩短了视轴长度

R——放松状态。眼球长度正常，视力状况为正视。Hy——远视。将外直肌和内直肌前移后，肌肉拉力增加，透过检影镜可看到远视现象，并可见眼球长度缩短。根据尺子可以看出，上面两张照片拍摄间隙照相机焦点未发生明显改变。

在实验中，一只兔子的右眼晶状体被移除，之后立刻通过检影镜对其双眼进行观测，发现双眼屈光正常。其后等待伤口自行愈合，所需时间从1个月到2年不等，愈合后对无晶状体的眼球进行电刺激，均产生调节现象，且调节程度与正常情况无异。当实验对象换为其他兔子、狗或鱼类时，实验结果均相同。显而易见，晶状体不影响调节。

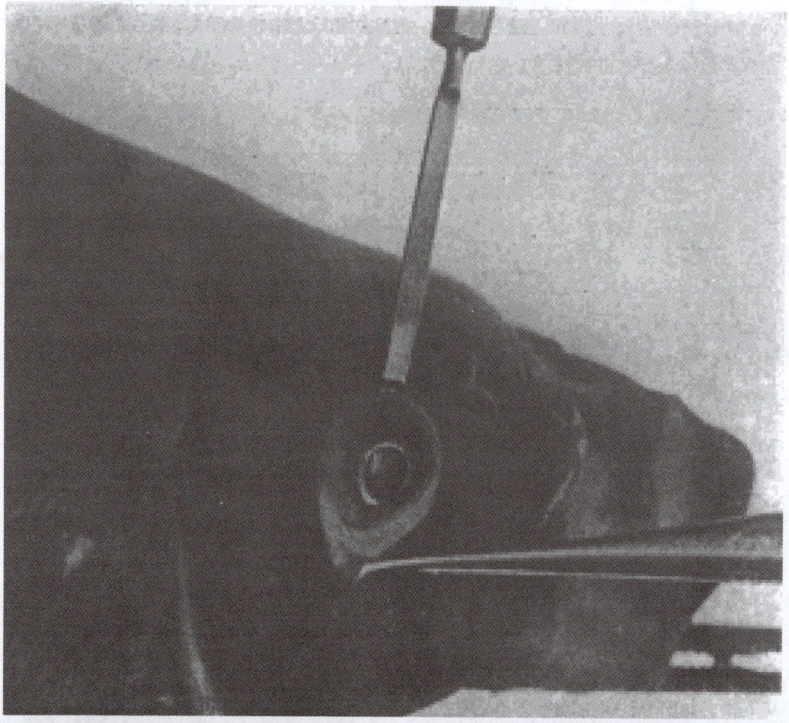

图4-8 强制晶状体偏离视轴

在该实验中，鲤鱼眼睛中的晶状体被强制偏离视轴。晶状体位置偏离后，调节现象正常发生。需注意晶状体前瞳孔上的刀痕。

多数生理学课本上写到调节由第三颅神经控制，该神经控制除上斜肌和外直肌之外的所有肌肉。第四颅神经只控制上斜肌，但在实验中发现该神经同第三颅神经一样控制调节过程。对大脑内第三或第四颅神经的末端附近进行电刺激时，正常眼睛中通常会出现调节现象。将一小块棉花浸泡

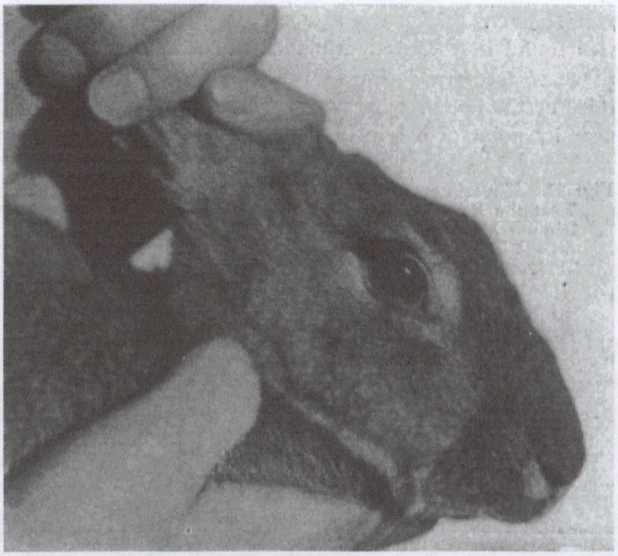

图4-9 晶状体被移除的兔子

这只兔子曾在大西洋城举行的美国医学协会眼科部的一次会议上进行展示，许多出席会议的眼科医师对其进行检查，发现对兔子眼球进行电刺激后会产生调节现象或近视屈光，与正常眼睛无异。

在阿托品硫酸盐浓度为2%的盐溶液中，之后用该棉花盖住第三或第四颅神经末端，并对该神经进行电刺激，此时没有产生调节现象，而对另一条没有麻醉的神经进行电刺激时，有调节现象产生。如果用阿托品溶液浸泡过的棉花盖住第三和第四颅神经末端，则无论刺激两条神经中的哪一条，都不会产生调节现象。移除棉花，并用正常盐溶液清洗这两条神经后，刺激任意一条神经都可触发调节现象，同麻醉前情况相同。该实验持续进行了1个小时以上，阿托品浸泡的棉花被反复使用并移除。实验结果表明第四颅神经也是控制调节的神经，而这在以前从未被人发现，实验结果同样证明由第四颅神经控制的上斜肌在调节过程中起重要作用。专家们进一步发现，切断斜肌阻止其运动后再对第三颅神经进行电刺激，则不会产生调节，却会出现远视现象。

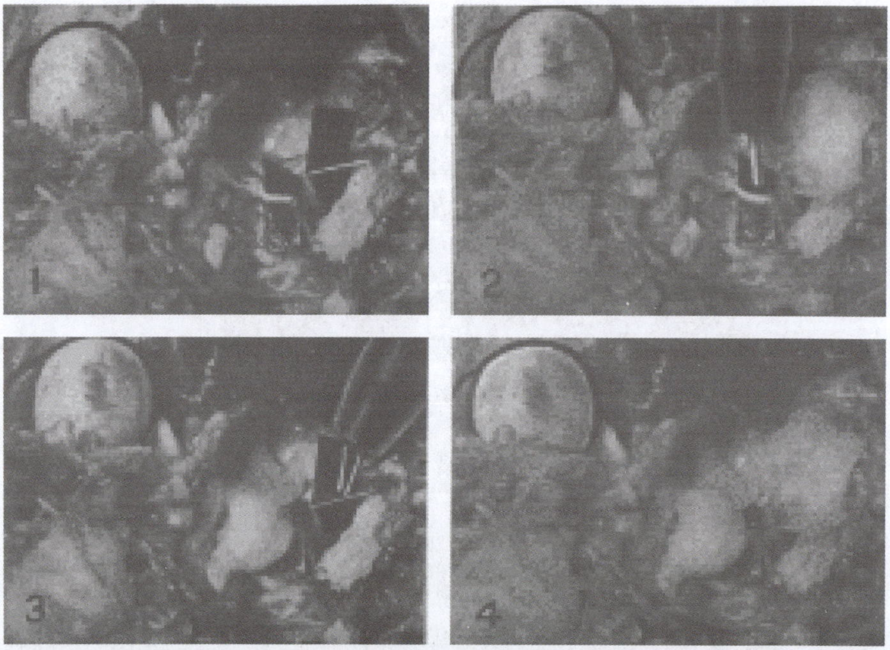

图4-10 对猫的眼部进行实验，结果证明，只控制上斜肌的第四颅神经和第三颅神经同样控制眼部调节，且由第四颅神经控制的上斜肌是控制调节的眼肌

图4-10.1大脑中两条神经靠近端部的部分均暴露在外，每条神经下方放置一条黑纸片，以使神经清晰可见。图中较小的是第四颅神经。由于猫的上斜肌已退化，所以拉动其上斜肌前移，因为只有在肌肉拉紧的情况下才能使上斜肌退化的动物眼部产生调节现象。用感应电流刺激其中1条或全部2条神经时会产生调节现象。

图4-10.2第四颅神经被浸泡过正常盐溶液的棉花覆盖，用感应电流通过棉花刺激该神经，有调节现象产生。第四颅神经被浸泡过浓度为1%的阿托品硝酸盐溶液的棉花覆盖，用感应电流通过棉花刺激该神经，无调节现象产生；但刺激第三颅神经时，有调节现象产生。

图4-10.3第三颅神经被浸泡过正常盐溶液的棉花覆盖，用感应电流通过棉花刺激该神经，有调节现象产生。第三颅神经被浸泡过正常阿托品硝酸盐溶液的棉花覆盖，用感应电流通过棉花刺激该神经，无调节现象产生；但刺激第四颅神经时，有调节现象产生。

图4-10.4第三颅神经和第四颅神经均被浸泡过正常阿托品硝酸盐溶液的棉花覆盖，用电流通过棉花刺激该神经，无调节现象产生。用温盐水冲洗被覆盖的部分，电流刺激两条神经中的任意一条均产生调节现象。两条神经被浸泡过阿托品溶液的棉花交替覆盖，再用温盐水冲洗被覆盖部分，持续1小时，每次冲洗后对其进行电流刺激均产生调节现象。两条神经被阿托品溶液麻醉时，调

节现象不会发生，但是当麻醉处被盐溶液冲洗后，电流刺激会引发调节现象。对许多兔子和狗也进行过该实验，结果均与上述实验相同。

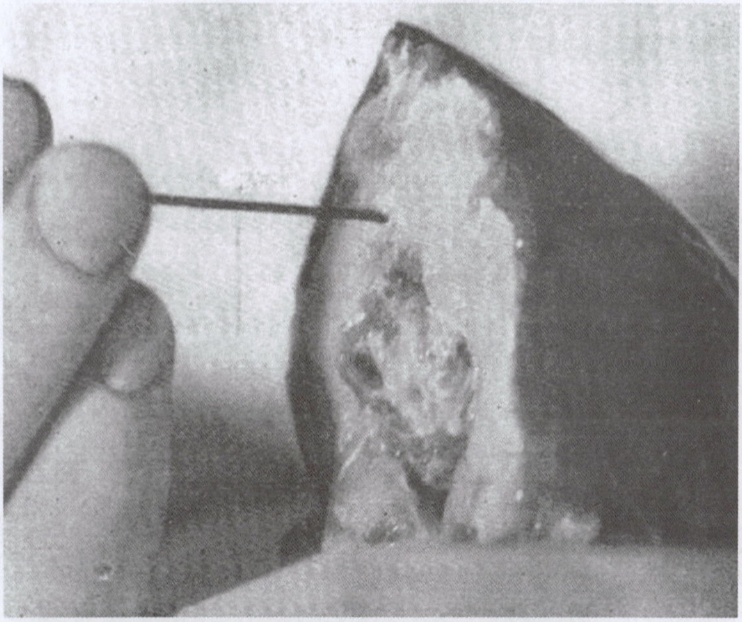

图4-11 刺毁鱼的脑脊髓，为其眼部操作做准备

本次操作目的是保证眼部和头部肌肉放松（可能持续几小时），其间无外界刺激，此前要确认脑细胞未被探针破坏。

通过上述实验，所有可能的屈光不正来源均被排除，这些实验均经过反复验证，结果全部相同。因此，基本可以确定晶状体和眼球内部的肌肉都与调节无关。眼部为不同距离进行调节的动作完全由眼球外部的肌肉所控制。

第五章

从眼睛的反射映像看调节的真相

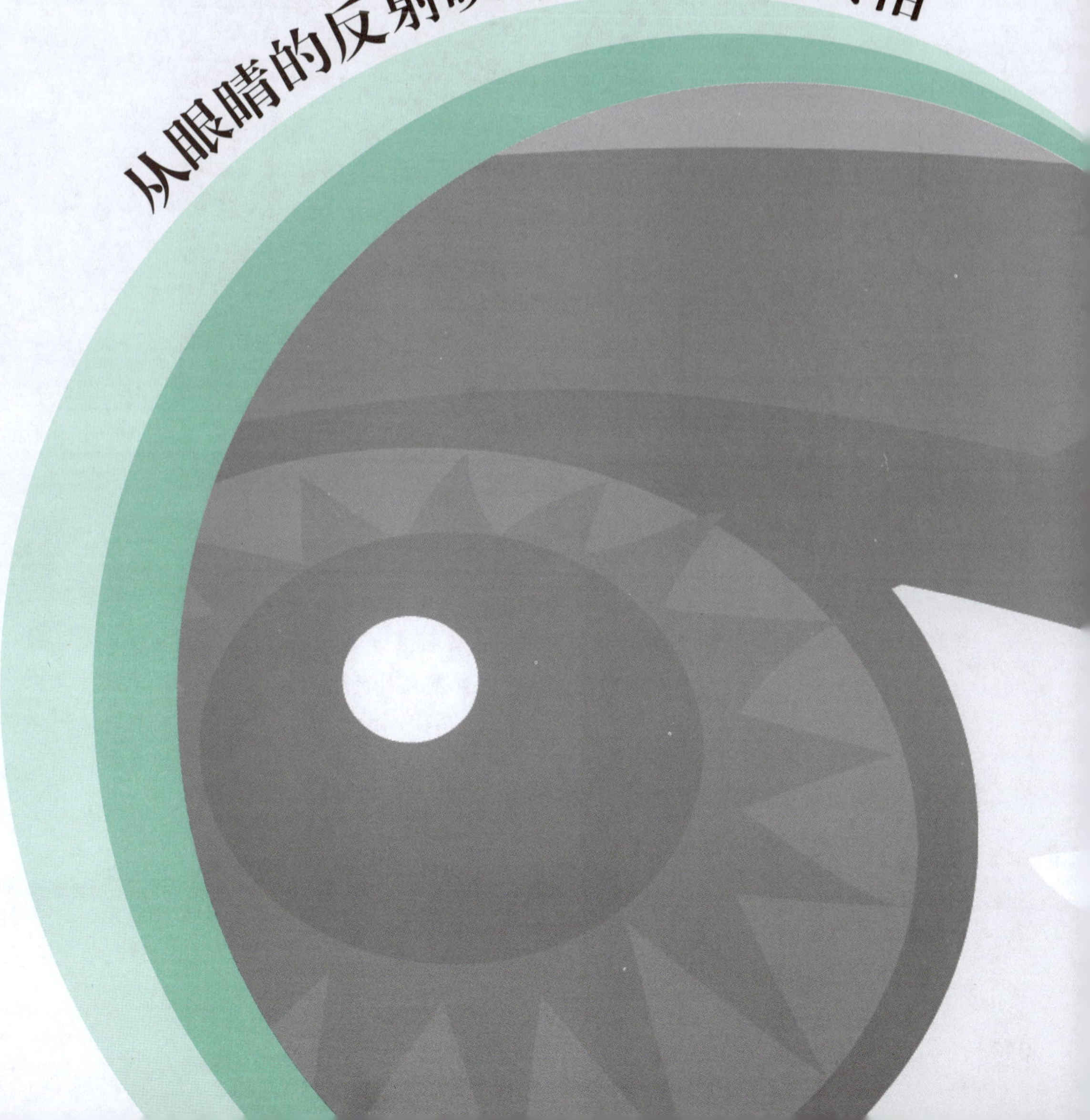

鉴于第四章中所描述的实验结果同Helmholtz对晶状体前表面反射映像研究结果完全相反，我决定重新进行这位德国研究者的实验，尽可能找到他的结果与我的结论如此不同的原因。我花了4年时间进行这项研究，发现Helmholtz在技术上犯了错误，通过他的实验方法得到的反射映像极其不稳定，这导致该映像几乎能够作为任何理论的论据而存在。

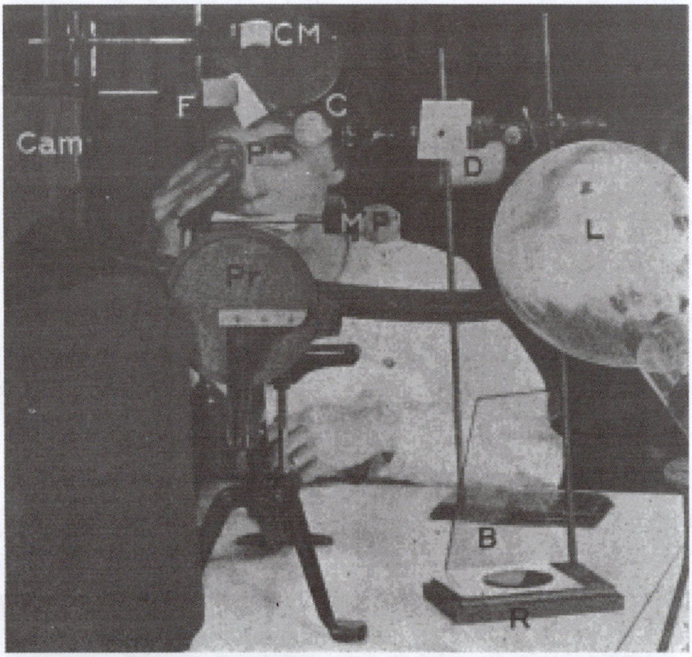

图5-1 拍摄眼球反射映像

CM——凹面镜，被测试者可以观察到其眼部反射映像的影子；C——聚光器；D——隔膜；L——1000瓦电灯；F——额头托架装置；MP——被测试者在测试中用牙齿咬住的木棍，以保证其头部不动；P——粘贴菱形字母的平镜，镜面中有斯内伦测试卡在20英尺外的反射映像（镜子在字母P的正上方）；Cam——照相机；Pr——用于测量光线与眼部夹角的视野计；R——用于反射1000瓦电灯发出光线的平镜，如无此镜，眼中的反射映像只有灯丝的压缩图像，其他部分则全部漆黑；B——用于改变镜子R反射光的蓝色玻璃。

被测试者阅读斯内伦测试卡最底行在镜子P中的反射映像时，其眼部处于放松状态，当其可清晰地看到菱形字母时，其眼部已经调节至10屈光度，上述均通过检影镜观察获得。

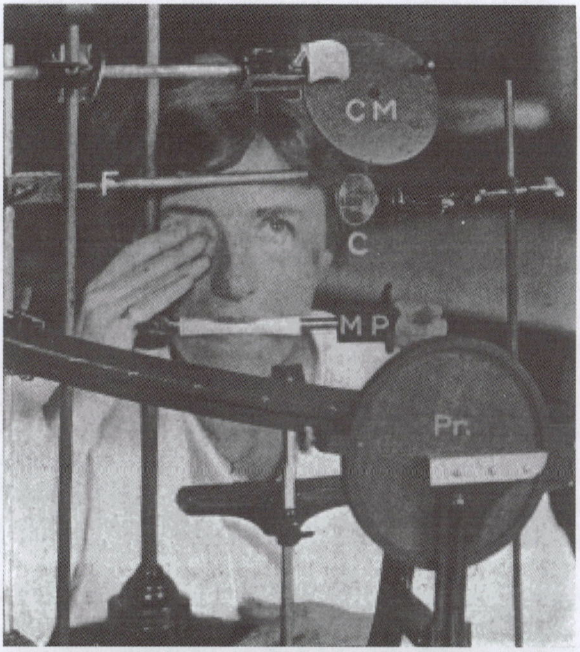

图5-2 为被测试者拍摄相片时，需采取措施固定其头部

CM——凹面镜；F——额头托架装置；C——聚光器；MP——护齿套；Pr——视野计

我用Helmholtz的方法进行了一年研究，但一直没能捕获清楚的晶状体前表面反射映像，所以我无法对其进行测量或拍照。用蜡烛作为光源时，角膜上可形成十分清晰的映像，晶状体后表面的反射映像也非常清晰，但晶状体前表面的映像十分不理想，该映像不但模糊（如Helmholtz所说），且尺寸和密度的波动很大，但原因未知。有时无论光线进入眼睛的角度怎样调整，都不会产生反射映像。我通过膈膜观察获得了更加清晰稳定的图像，但依然不足以让我对其进行测量。Helmholtz认为虽然蜡烛的映像剧烈波动，但通过隔膜观察后获得的图像更加清晰，然而我却认为无论是否通过隔膜观察，所获得的图像都不足够清晰，所以不能以此为依据。

由于我提出了不同意见，所以推崇并一直向学生传授Helmholtz理论的人们开始反复进行Helmholtz的实验，但是他们获得的晶状体前表面图像并不比我的理想。在每天对这些图像的研究持续一年后，我仍旧不能获得眼部调节相关的理想观测结果。事实上，当使用蜡烛作为光源时，晶状体前表面的反射映像变化多端。有时图像会在调节过程中变小，这看似能够证

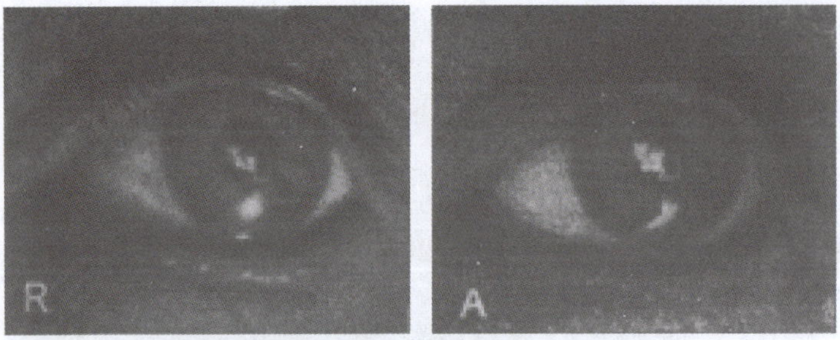

图5-3 视网膜前表面上电灯丝的图像

R——放松。A——调节。用放大镜观察发现两个图像尺寸无变化。右侧图像看起来较大只是因为它更清晰，而Helmholtz的理论认为该图像应该较小。两个反射映像左侧出现彗尾是角膜的反射图像，这仅是偶然现象。拍照时，有一束光线照亮眼部，该光线的反射光点位于下方。拍摄这些照片共花费了2年时间。

明Helmholtz的理论，但该图形也常常在调节过程中变大，甚至有时分辨不出它究竟如何变化。

分别用30瓦、50瓦、250瓦和1000瓦的电灯替换蜡烛作为光源时，所获得的图像效果依然没有得到改善。而太阳光作为光源时，晶状体前表面的反射映像同样不清晰稳定，且形状、密度和尺寸也变化多端。综上所述，我认为晶状体前表面不是理想的光反射媒介，通过上述方法不可能获得理想的图像。

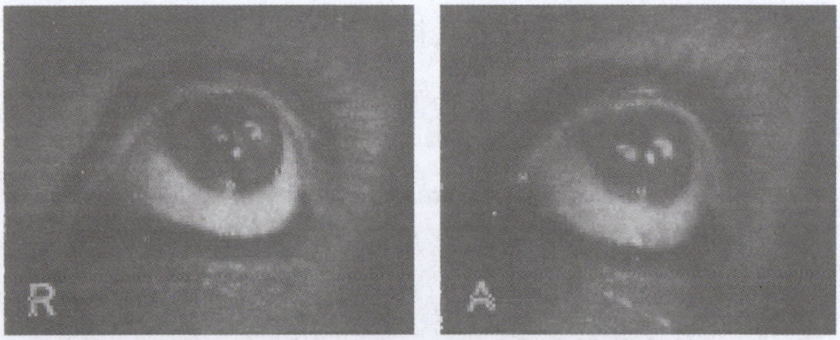

图5-4 电灯丝在角膜和晶状体上的反射图像

R——放松。A——调节。两张照片中的图像尺寸相同。角膜上的图像极小，即使角膜在调节过程中发生变化，角膜图像上也无法观测到该变化。在两张照片中，图像位置都发生了变化，晶状体前表面的反射图像的底部被虹膜隔断，但宽度不变。照亮眼睛的电灯发出的光线在两个灯丝反射图像之间形成白点。需注意在A图中，巩膜大部分可见，这是因为眼球在调节中可伸长。

经历了一年多的不断失败之后，我开始在水族馆中对鱼类进行研究，但等待我的仍是漫长的失败。但是最终我克服种种困难，借助1000瓦电灯的强光以及带一个小口的隔膜和一个聚光器获得了鱼类角膜上的清晰反射图像。该图像的清晰度足以让我对其进行测量，几个月之后，我终于为其拍摄了理想的照片。于是，我的研究重点又回到了人类的眼睛。由于强光、隔膜和聚光器的组合能改善显微镜下玻片的照明情况，所以我想到了使用这种方法，测试结果也证明这确实是改善Helmholtz实验结果的好方法，通过这种方式我最终获得了晶状体前表面清晰稳定的反射图像。据文字资料记载，晶状体前表面反射图像从未被拍摄过。我曾与专业摄影师交流意见，他们确定地告诉我上述图像拍摄是不可能完成的任务，尽管如此，我仍然决定一试。因此，我这个对摄影一窍不通的人开始学习拍照，不久我发现专业摄影师是对的，用Helmholtz的方法根本无法拍摄晶状体前表面的反射图像。

经过将近四年的实验，我获得了调节前后和近视远视形成时的清晰图像。这些图像不仅是晶状体前表面的反射图像，还有虹膜、角膜、凡膜（眼白）前表面与巩膜侧旁的反射图像。所有表面的图像都可独立获得，不受其他反射干扰。在这四年中，我克服了许多困难。

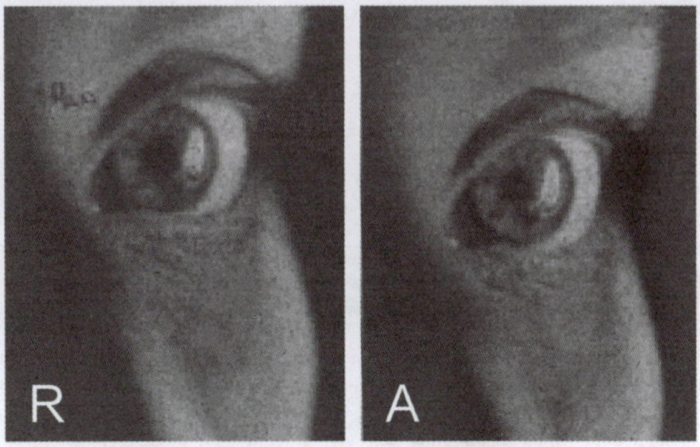

图5-5 电灯丝在角膜上的反射图像

R——休息。A——调节。A中的图像较小，其变化极其微弱，几乎不可见，这说明角膜形状在调节过程中的改变很微弱。由于根据角膜曲率计中显示的小图像几乎未发生变化，所以人们断定角膜在调节过程中没有发生变化

复杂的反射情况一直是麻烦的制造者。周围物体反射带来的干扰很容易避免（只需将其拿走），但电灯泡侧壁反射带来的干扰却很棘手，要想获得晶状体前表面的图像，就

必须移除侧壁或将其影响降至最低。然而每次对灯泡进行调整后所获得的结果却与之前没什么不同。有时连续多天不出现反射图像，某天却突然出现，奇怪的是我们并未改变光线与眼睛的角度。

对光源进行调整后，晶状体前表面可见多个图像。这些图像有时水平排列，有时垂直排列，有些时候也会形成不同角度排列，图像彼此间距离也会发生变化。通常图像数量是三个，但有时也会大于三个，有时也可能只有两个。图像偶尔大小相同，多数情况有大有小，变化无规律。我对一些图像进行了拍摄，照片可证明其真实性。改变膈膜与光源和聚光器的距离、改变隔膜上小孔的尺寸和形状及调整聚光器均不会对图像产生影响。调整光线与眼部的夹角有时会减少图像数量，有时则会增加，调整到合适的角度后，应只可见一个图像。事实上，该图像是由电灯泡侧壁反射形成的。

即使对灯泡侧壁进行调整以排除其反射的干扰，晶状体前表面仍然很难出现清晰稳定的电灯丝图像。对聚光器、隔膜及固定光轴进行调整后，图像仍旧不清晰，且轮廓扭曲。这是由于光线与眼部的夹角未调整至最佳状况，且也无法确定清晰稳定的图像会在哪个光轴上产生。灯泡侧壁的反射图像变化波动大，原因未知。灯泡某些角度的反射图像确实比其他角度清晰，但无法得知这些角度的确切大小。我曾经用2~3个小时寻找正确的角度，但无果。有时反射图像一直清晰稳定，而光轴连续多

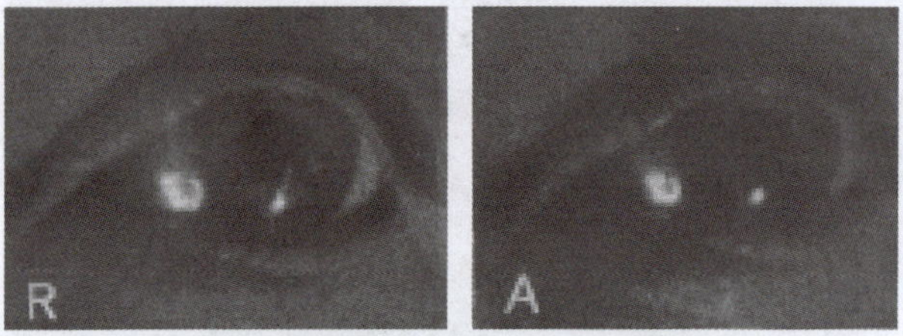

图5-6 巩膜前表面的电灯丝反射图像

R——休息状态。A——调节。在调节过程中，由于眼球伸长，巩膜前表面凸出，这同照相机在对近距离物体聚焦时镜头伸长的道理一样。角膜上的光点只是偶有出现。

天不发生变化。

这些实验证明之前的实验结论正确，也就是说，调节是由眼球伸长而并非晶状体曲度改变引起。该实验也可证明我之前得出的关于近视和远视产生条件的结论是正确的。

晶状体前表面图像的照片显示图像在调节过程中没有发生变化。通过眼膜曲率计观察发现，晶状体后表面的图像保持不变，但是由于后表面图像在调节过程中的表现不存在争议，所以没有对其进行拍摄。照片

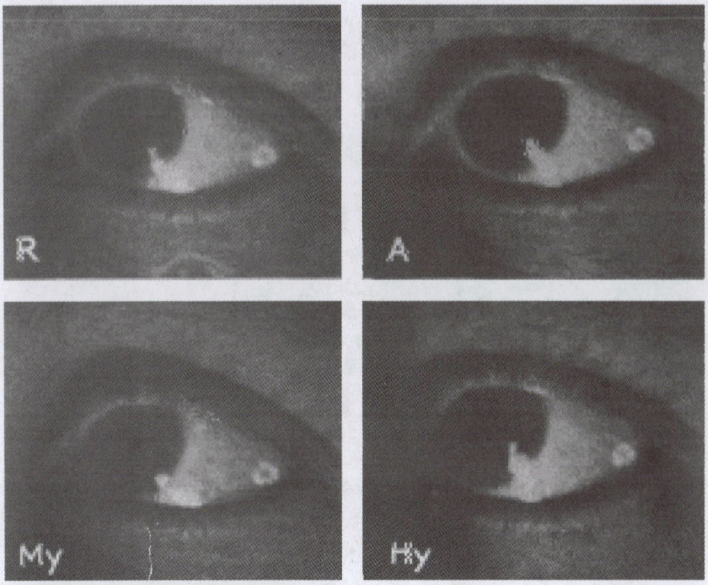

图5-7 巩膜侧旁的图像

R——休息。A——调节。A的图像较大，说明眼球伸长时，巩膜一侧曲度变小。My——近视。眼睛为看清远处物体而自身拉紧，形成的反射图像较大，说明眼球已经伸长，导致巩膜一侧曲度变小。Hy——远视。眼睛为看清2英寸外的物体而自身拉紧，此时的反射图像为该系列实验中最小的，说明眼球长度最短，且巩膜曲度最大。My和Hy两张图片可以证明本书作者之前的观察结果，也就是说，当眼睛为看清近处物体而自身拉紧时，眼睛会出现远视，而为看清远处物体而拉紧时，眼睛会出现近视。

显示调节中和调节后虹膜上图像的尺寸和形状不发生改变，这与晶状体图像性状相符。若晶状体在调节过程中发生变化，则晶状体上的虹膜也会发生变化。

从判断视力是否正常及眼球是否出现拉紧状况的角度出发，我拍摄到角膜和巩膜上图像有4个较明显的变化。调节期间角膜上图像的尺寸小于休息状态，说明眼球自身拉长且角膜凸度增加。但是当眼睛看近处物体却无法看清时，该图像变大，说明角膜凸度减小，因此可推断光轴缩短，这同远视的情况相同。眼部拉紧看远处物体时，该图像尺寸小于眼睛休息时的图像，再次说明眼球自身拉长且角膜曲度增加。

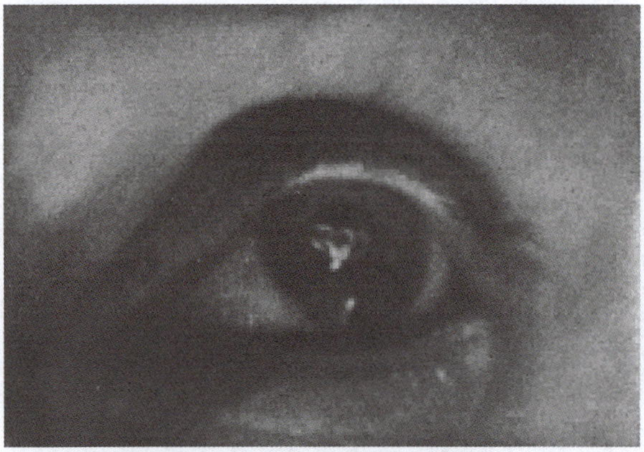

图5-8 晶状体前表面形成的多个图像

图5-8能够体现拍摄眼球不同部分反射图像时所遇到的困难之一。若光源没有被精确调整到正确角度，灯丝则会通过灯泡侧壁在晶状体前表面形成多个图像。通常图像数量为2，有时会出现3个（见图5-8），在有些情况下也会出现4个。我常常需要花费几天时间消除这些图像，但同样的调节操作却并非总能产生同样的结果，关于这一点我不能确定原因。图像状况有时连续多天良好（图像数量为1），但可能突然又出现多个图像，原因却不得而知。

从巩膜前表面图像的照片中可看出这些图像的变化同角膜成像相同，但是巩膜侧面的图像变化却完全相反，即前表面图像变大时，侧面图像变小，反之亦然，由此可推断巩膜前表面凸度增加时，侧表面凸度会减小。

当眼睛试图看清远处物体，巩膜侧面的反射图像比眼睛处于休息状态时的图像尺寸大，说明巩膜侧面的凸度减小，眼球自行伸长。正常调节时的图像同样比眼部处于休息状态时的图像大，这说明巩膜侧面凸度仍旧变小。但是眼睛试图看清近处物体时的图像却比任何时候都小，说明巩膜侧面凸度增大，由此可推测眼球长度缩短，同远视情况相同。

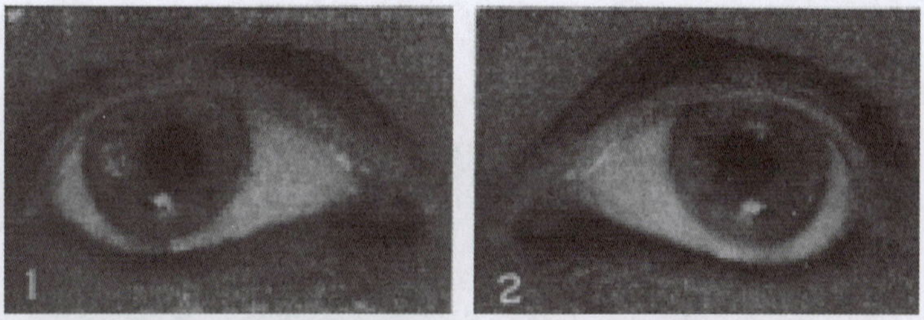

图5-9 虹膜上的电灯丝图像

图5-9用于说明即使眼球暴露在外，只需调整光线与眼睛的角度，眼球的任何反射面都可以在不受其他反射面影响的情况下形成反射图像。拍摄图5-9.1的照片时观察发现该反射图像并不在角膜上，而是在虹膜上，这在该照片中也得到了确认（与图5-5中角膜上反射的图像对比）。在图5-9.2中，多个反射图像在瞳孔边缘重叠，而只有部分灯丝可见，证明该反射图像来自虹膜。因为如果图像来自角膜，灯丝所有部分均应可见。需注意，这张照片中没有晶状体的反射图像。虹膜上的图像在调节中不改变大小和形状，说明虹膜覆盖的晶状体在眼睛观察近距离物体进行调节时没有改变形状。

我注意到巩膜前表面反射图像的变化最显著。巩膜侧面变化并不明显，由于很难拍摄背景为白色的白色物体，甚至拍出也很难在照片中被发现。但侧面图像的变化对于观察者和被测试者来说均十分明显，被测试者可从一面凹面镜中看到该图像。角膜上的图像大小几乎没有变化，因此照片中完全观察不到任何变化，只有当图像尺寸很大时，才可从照片中观察到变化，这就解释了为什么人们通过眼膜曲率计观察角膜上的图像很小时，认为其在调节过程中没有发生变化。但是对于用肉眼观察的被测试者和观察者来说，这些变化却非常明显。

专家们从很早就开始对角膜上的图像进行观测，且该实验可反复进行，所需器材只有1个烛光度达到50瓦的灯泡（1个普通电灯泡）和1个系

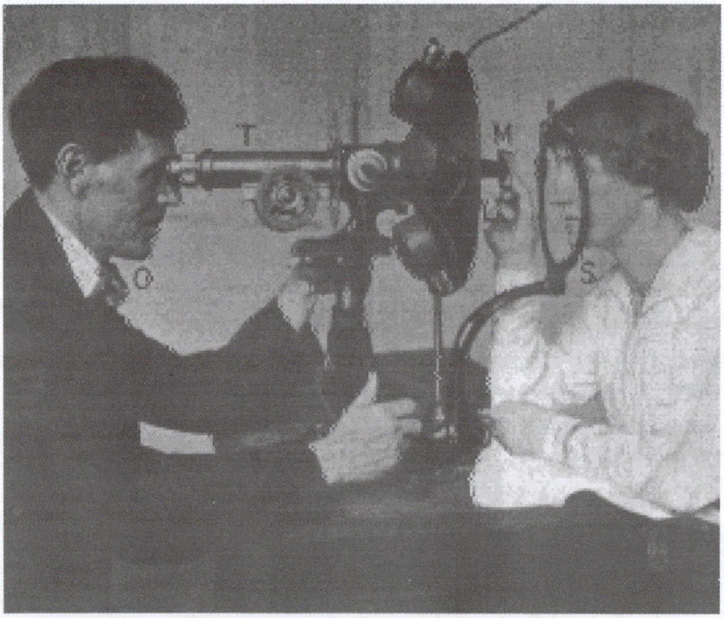

图5-10 说明晶状体后表面在调节过程中不发生改变

电灯（L）灯丝发出的光射入被测试者（S）眼中，观测者（O）可通过窥镜（T）观察到灯丝在晶状体后表面的反射图像。被测试者距离光源4英寸，手中拿着一面贴有小字母的镜子，镜子中可看到挂在她头部后上方20英尺远处的斯内伦测试卡。通过检影镜发现被测试者看镜子中的测试卡并阅读最后一行字母时，其眼部处于放松状态，当她看镜子上贴着的字母时，眼睛产生调节现象。发生上述聚焦变化时，晶状体上的图像不改变。窥镜是眼膜曲率计上的观测镜，其棱镜已经移除。鉴于调节中晶状体后表面的情况不存在争议，所以没有拍摄后表面上的图像。

在小棒子上的凹面镜，这根小棒子能在槽内来回移动，以调节镜子与眼睛之间的距离。还可能用到一面平面镜，若有凹面玻璃则更佳，因为它能放大图像。镜子用于将电灯映像反射到角膜上，这样当被测试者头部向前时就能看到该映像。镜子中的映像可当作固定点，眼睛在不同距离处的聚焦可通过调节镜子与眼睛间的距离来进行调整。由于光源发热不足以干扰该实验，所以光源可以距离眼睛1或2英寸。光源距离眼睛越近，成像就越大。若对光源进行垂直调整、水平调整或角度调整，成像的清晰度会有所不同。实验中如有需要，也可使用一块蓝色玻璃屏，以减少光线给眼睛带来的不适。若对被测试者的左眼进行实验（实验发现左眼较为方便），光源应放置在左眼的左前方，与眼睛大约成45度角。为了保证实验结果准确，在实验过程中光源和被测试者的头部位置应保持不动，但若只是为了演示则无需如此。被测试者只需将灯泡拿在手中并看向灯泡，我们就能通过反射映像的变化判断其眼睛是在放松状态下、在为看清近处物体进行调节，还是在自行拉伸以看清近处或远处的某一点。

最初报告对屈光不正的来源进行了描述，同时给出了消除屈光不正的方法。

第六章

从临床观察看调节的真相

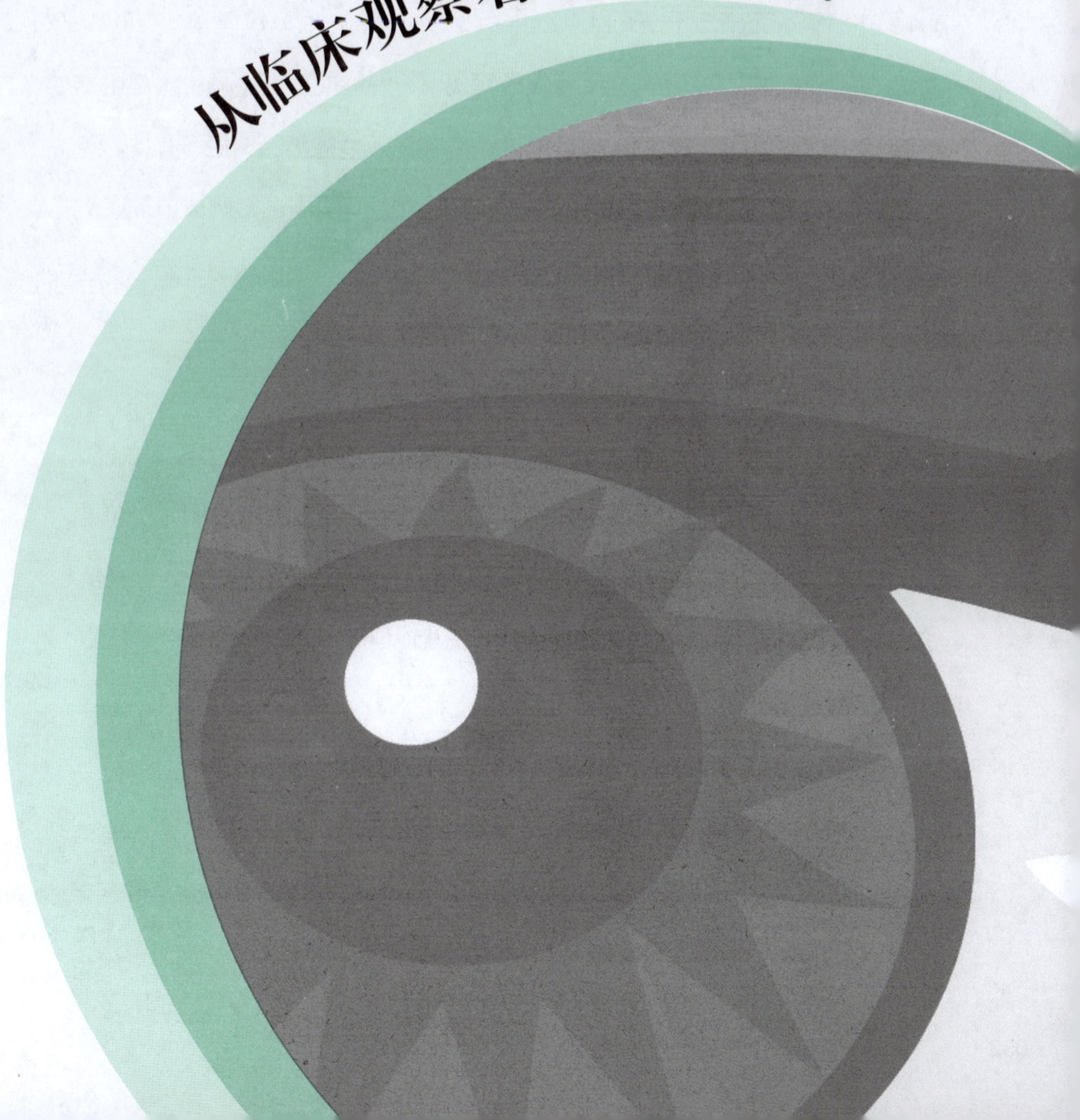

前面几章列出的实验表明晶状体不影响调节过程，而我们通过对成人和儿童的眼部进行观察，以及对已移除晶状体的白内障成年患者的眼部进行观察，确认了无论视力正常与否、有屈光不正还是弱视，晶状体均不影响调节过程。

有人提出向眼球滴注阿托品溶液可以防止眼睛调节，因为阿托品能麻醉控制晶状体形状的肌肉，而与该课题有关的所有教科书①也都是这样告诉我们的。教科书同样告诉我们，佩戴眼镜的人应当每日向眼部施用药物，以消除晶状体对屈光的影响。

在所有向眼球滴注阿托品溶液的案例中，能够成功消除晶状体对屈光影响的情况占90%，其余10%的案例中，该影响不能被消除。任何有从业经验的眼科医师都或多或少遇到过这10%的状况，其中许多案例被记录在文献当中，而我自己对很多记录的案例进行了研究。该理论认为，若患者处于晶状体还保有弹性的年龄，那么无论其眼睛是正常视力还是显性远视，阿托品溶液均能帮助我们识别隐性远视。事实上，滴注该药品后有时眼睛会产生近视，或将远视改变为近视，且当晶状体已经如石头般坚硬时（年龄超过70岁的患者或者初期白内障患者），滴注阿托品溶液会同时引起近视和远视。视力正常的人在施用阿托品溶液后会产生远视散光、近视散光、复性近视散光或者混合性散光。② 在其他情况下，该药品不会干扰眼

① 某些物质能够刺激瞳孔扩张（瞳孔放大），这种物质叫作瞳孔放大剂。瞳孔放大剂可对收缩中的睫状体起作用，当剂量足够大时，能够完全使调节现象停止，从而使眼睛聚焦在最远处，并在一段时间内保持不变——Herman Snellen Jr.，《眼疾的瞳孔放大剂和缩瞳剂系统》，Norris和Oliver编辑，第二卷。

② 在简单远视散光中，一条主要眼球子午线正常，而另一条（与前一眼球子午线成直角）曲度较小。在简单近视散光中，情况相反：一条主要眼球子午线正常，而另一条曲度较大。在混合性散光中，一条主要眼球子午线曲度过小，另一条曲度过大。在复性远视散光中，两条眼球子午线曲度都比正常情况小，且其中一条比另一条曲度小。在复性近视散光中，两条眼球子午线曲度都比正常情况大，其中一条比另一条曲度大。

睛调节，也不会改变屈光。此外，虽然被测试者的视力状况通过施用阿托品溶液而被降低，但其通常可以在进行眼部休息后在6英寸以外看清测试卡上的菱形。然而从前的通行理论认为阿托品自身能够放松使用过度的眼肌，从而达到放松眼部的作用。

在治疗斜视和弱视的过程中，为了促进视力较差的眼睛的功能，我常常对视力较好的那只眼睛施用阿托品溶液，持续时间超过一年。疗程结束后几个小时内（在阿托品药效未消失前），视力较差的眼睛可以在6英寸之外看清测试卡上的菱形（详见第二十二章）。以下是可能用到的相似案例：

一名10岁男孩，双眼均有远视，左眼视力稍好，屈光度为3。向该眼滴注阿托品溶液后，远视度数升至4.5屈光度，视力降至0.1。左眼佩戴屈光度为4.5的凸面眼镜后，该患者可正常看清远处物体，再加上一副屈光度为4的凸面眼镜后，左眼可在10英寸（最远距离）之外看清测试卡上的菱形。阿托品用药持续一年，瞳孔一直处于最大扩张状态。其间医师对该患者的右眼单独进行某种处理，具体细节我会在后文中进行描述。通常在这样的案例中，没有接受单独系统治疗的眼睛的状况会随着接受治疗的眼睛一起提高，但是这个案例是个例外。阿托品施用一年后，右眼视力虽然恢复至正常，但左眼视力完全没有任何改善，同进行治疗前的视力状况相同，即不佩戴眼镜的远视力为0.1，无法看清测试卡上的文字，且屈光度没有改变。继续施用阿托品使瞳孔扩张至最大，此时对左眼进行单独处理，半小时后，左眼的远近视力均恢复正常，且无需佩戴眼镜就可看清6英寸之外测试卡上的菱形。出现了这样的情况，按照通行理论的说法，一定是治疗结束后，左眼的睫状肌未处于完全麻醉状态，但在治疗的一年当中，睫状肌一定是处于完全麻醉状态的。而事实上，治疗结束后，左眼不但4.5

屈光度消失，而且增加了6调节屈光度，整个治疗共改变了10.5屈光度。尽管结果与传统理论大相径庭，但坚持通用理论是寻求真理的人依然试图找到自圆其说的方法。

与之相似的还有一个6岁女孩的案例，她的右眼（视力较好）有2.5屈光度远视，左眼远视屈光度为6，且有1度散光。右眼施用阿托品溶液后，其瞳孔扩张至最大，双眼同时治疗时间超过一年。疗程结束后，右眼继续施用阿托品溶液，此时双眼都可在6英寸以外看清测试卡上的菱形，右眼视野较左眼更为清晰。因此，该患者右眼滴注了阿托品溶液后，2.5屈光度的远视消失，而且增加了6调节屈光度，整个治疗共改变了8.5屈光度。为了排除左眼（治疗初期屈光度为6）有隐性远视的可能，向该眼球滴注阿托品溶液，右眼停止施用阿托品，继续对眼睛进行治疗。在阿托品的影响下，左眼远视程度有所回升，但视力状况很快恢复正常。虽然每日向左眼滴注阿托品溶液超过一年，且瞳孔一直处于最大扩张状态，但结果仍与右眼相同，无需佩戴眼镜就可在6英寸以外看清测试卡上的菱形。鉴于患者的双眼分别每日滴注阿托品溶液超过一年，我很难相信睫状肌与患者的眼睛调节有关。

按照现行理论的说法，由于阿托品可以麻醉睫状肌，所以通过防止晶状体曲度发生改变就可以防止眼睛产生调节。事实证明长期使用阿托品之后眼睛依然能够产生调节，说明调节并不受晶状体和睫状肌影响，而是受二者之外的某个因素控制。上述与现行理论对立的真实案例是压倒性的证据，且本章所引述的其他案例也无法通过现行理论解释清楚。然而上述所有真实案例却同我对动物眼肌的实验结果完全一致，也与我对眼球不同部分反射图像的观察结果相吻合。同时，这些案例也证明：第一，除非阿托品深入眼球并注射入斜肌（真正控制调节的肌肉），否则调节不可能完全停止；第二，若没有按照上述程序注射阿托品，当眼球受到电流刺激时，直肌会被麻醉，远视现象不可避免。

前文已经提到，白内障患者在被移除晶状体后，眼部常常能够像从前一样正常调节。我对许多该类案例进行了观察，出现这种情况的患者在佩戴远视力眼镜时能够在13英寸、10英寸以及10英寸以内的距离处看清测试卡上的菱形，其中一个患者甚至可以在不戴眼镜时看清测试卡上的菱形。在这种案例中，通过检影镜我们能够观察到明显的调节动作，该调节不是“圈扩散”现象，也与解释这种异常情况的理论不符，而是实实在在地根据距离调节焦距的现象。

同样可以用来作为通行理论的反驳论据的还有老花眼的治疗方法（详见第二十章）。根据晶状体控制调节的理论，老花眼显然无法治愈。已经有人提出过老花眼可以通过放松眼部得到改善，究其原因，这些人认为得到放松的睫状肌可在短时间内对坚硬的晶状体产生影响，这种说法是以通行理论为基础。虽然这种情况可能在病症初期或某些时间段出现，睫状肌却不可能永远处于放松状态，晶状体也不可能受到影响，从而使老花眼被永久治愈。

种种事实慢慢揭开了真相的面纱。若一个工作假设证明与某个事实不符，则该工作假设不成立。关于调节以及屈光不正的通行理论，专家们一直在自圆其说。在我超过30年的临床经验中，我得出的所有结论无一例外地符合我的观点，即晶状体和睫状肌与调节无关，而且引起屈光不正的眼球变形并非永久性的。我的临床观察本身就足够证明这个事实。同时，这些观察结果也能证明屈光不正可以自行控制，且从这些结果中可以得出治疗方法，无论是临时改善还是通过持续治疗来治愈屈光不正。

第七章

眼部屈光的变化性

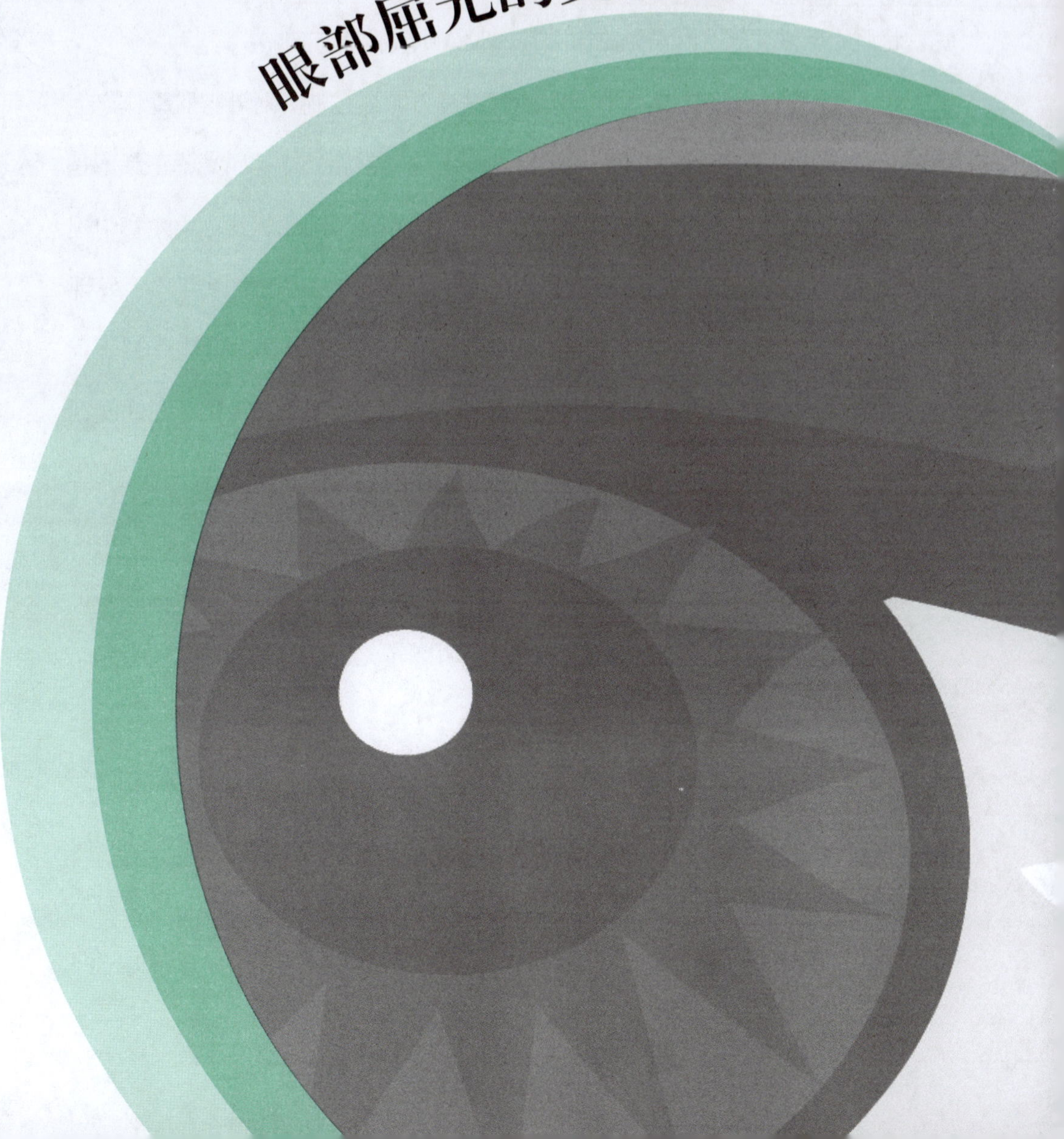

理论认为屈光不正是由眼球的永久变形引起的，按照这个理论，不但屈光不正是永久性的，就连正常屈光也是持续性的。由于该理论已经被大众当作真理所接受，也就不难发现正常眼睛已经被认为拥有完美机能，且总是处于良好的运转状态。无论看到的物体是陌生还是熟悉，灯光明亮还是昏暗，周边环境舒适还是不讨人喜欢，甚至在人精疲力竭或有身体疾病的时候，该理论均认为正常眼睛可以正常屈光，并一直保持正常视野。然而真相确实与这种理论不相符，但是该理论的支持者却将这些事实当作睫状肌的反常现象，而当无法自圆其说时，则直接将其忽略。

然而，当我们了解了眼球的形状是受外眼肌控制并对外眼肌动作产生即时反应的时候，就能轻而易举地发现无论正常屈光还是屈光不正都不是永久性的。通过检影镜观测到的结果可以证明这个结论，我在第六章中提到的实验进行之前就已经观察到了该结果。在我研究屈光的30年中，发现即使在最舒适的环境中，患者的完美视力最多只能维持短短几分钟。我经常观察到的情况是，短短一秒之内，屈光可以发生多次变化，在20度近视到正常视力范围内波动。同时，我也发现屈光不正并非是连续、无变化的，眼睛有屈光不正的人在白天或夜晚都会有视力正常的瞬间，此时无论近视、远视还是散光都会完全消失不见，且这种现象非常频繁。屈光不正的性状同样会发生改变，有时近视甚至可以转化为远视，一种类型的散光也可以转化为另一种类型。

在接受检查的2000名学龄儿童中，超过一半的孩子视力正常且有时会出现完美视力，但是没有一个人每天24小时一直拥有完美视力。他们的视力可能在早上良好，下午出现回落；或者早上状况不理想，下午却视力完美。许多孩子可以完全看清一张斯内伦测试卡，但另一张卡片却看得不那么清晰。很多接受测试的学龄儿童能够完全看清字母表，但可能无法在同样条件下看清相同尺寸的其他字母。这种不完美视力的度数变化波动很大，可以从1/3级直接变为1/10级。不完美视力的持续时间也有很大不同，在某些情况下，持续时间只有几分钟甚至更短，而在另外一些情况下，学龄儿童可能在连续几天、几周或是更长时间内都无法看清楚黑板上的字。一般情况下，同一间教室里的所有学生视力状况都受到这种程度的影响。

在婴儿身上我们也发现了类似的情况。多数研究者发现婴儿有远视，少部分则发现他们有近视。我自己的观察结果显示婴儿的屈光处于不停变化的状态。一个婴儿在出生2小时的时候，我对其施用了阿托品溶液，时间共持续4天。将浓度为3%的阿托品溶液滴注入该婴儿的双眼，其瞳孔扩张至最大，并记录下其他生理学性征。第一天检查发现眼睛出现混合性散光；第二天检查发现复性远视散光；第三天则变成复性近视散光；第四天一只眼睛恢复正常，另一只眼睛出现单纯性近视。类似的变化也在其他案例中被发现。

儿童和婴儿的情况同所有年龄段的成人一致。70岁以上的老人会出现不同程度的视力下降，用检影镜对其进行观测，结果都会发现屈光不正。一位眼睛和视力均正常的80岁患者，有时视力会暂时下降，持续时间通常为几分钟到半小时，有时则会更久。视力短暂下降时通过检影法对其进行观测，通常会发现4度以上近视。

在睡眠过程中，眼睛通常会出现屈光不正。清醒状态时屈光正常的人，睡眠中会产生近视、远视和散光；而清醒时屈光不正的人，睡眠中的屈光不正程度会有所加强。这就解释了为什么人们早上醒来后眼睛会比一天中的其他时刻更加劳累，甚至有时会产生头痛。若被测试者被乙醚或三氯甲烷麻醉，或者由于其他原因处于昏迷状态，其眼部也会产生屈光不正，而原本就有屈光不正的人情况会加重。

当眼睛看向不熟悉的物体时，通常会产生屈光不正。正因如此，人们在博物馆里观看画作和其他展览品的时候才会觉得眼部劳累。视力正常的儿童可以在10英尺以外完全看清距地面1/4英寸的小字母，但是他们通常无法完全看清写在黑板上的陌生文字，即使这些文字距地面有2英寸。用地图代替黑板也可达到同样效果。我所见到的老师和儿童在看地图时无一例外地全部变为近视。德国文字一直被认为是德国人视力较差的罪魁祸首，当时人们曾认为这种症状是德国特有的。但是当德国儿童阅读罗马印刷文字时，他们的眼部会出现远视。而对于习惯阅读罗马字母的人来说，阅读德国印刷文字、希腊文或中文时，眼部均会出现远视。Cohn反对阅读德国印刷文字会减弱视力的这个观点①。相反，他认为德国印刷字“让人感到舒适，读久了单调的罗马字体后，重新回归德文阅读令人非常开心”。由于他对德文比其他任何文字都熟悉，所以他认为阅读德文可以使他的眼睛得到放松。他说：“这同文字使用方式有关。”儿童在学习阅读、书写、会话和缝纫的过程中，视力常常会减弱，这正是因为他们对看到的事物不熟悉。

暴露于强光或光线迅速变化的环境时，正常的眼睛视力会有所下降，在某些案例中，这种不完美视力会持续几周甚至几个月（详见第十七章）。

噪声也常常会引起正常眼睛的视力下降。突然听到巨大声响时，所有的人视力均会短暂下降。熟悉的声音并不会引起视力下降，但是陌生的声音却常常如此。乡下的孩子所在学校环境通常比较安静，他们在进入喧闹

①《眼睛和教材》，《大众科学》月刊，Deutsche Rundschau译。

的城市时往往很长一段时间内会出现视力下降。在学校，由于他们的视力状况不好，所以不能很好地完成作业。如果老师和其他人因为这一点而责备、惩罚或者羞辱这样的学生，这会是极其不公平的。

若精神或身体感到不适（如疼痛、咳嗽、发烧、过热或过冷带来的不适、抑郁、愤怒、焦急等），正常的眼睛通常会产生屈光不正，而原本有屈光不正的人其程度会加重。

眼部屈光的变化性能够解释许多原本无法解释的意外。路上的行人被汽车或有轨电车撞到，通常是因为他们突然间什么都看不到了。火车或轮船相撞、军事行动中的事故、航空事故等，有时也是由于某些负责人在事故发生时短暂失去了视力。

屈光变化是让眼科学生对屈光不正现象感到困惑的主要原因。据我所知，这一点从未被该课题的研究者们所提及，然而所有研究者在下结论的时候却又以这种变化为基础，只不过他们自己并未发现。军队制定入伍视力标准时，完全可以对视力完美的眼睛进行测试作为标准，防止视力不合格的人进入军队。但是，这种入伍视力测试存在很大的偶然性，因为眼睛可能在测试前远远低于正常标准，而就在进行测试之时，视力突然转为正常，并可完美看清测试卡上的内容。

第八章

眼镜无法改善视力

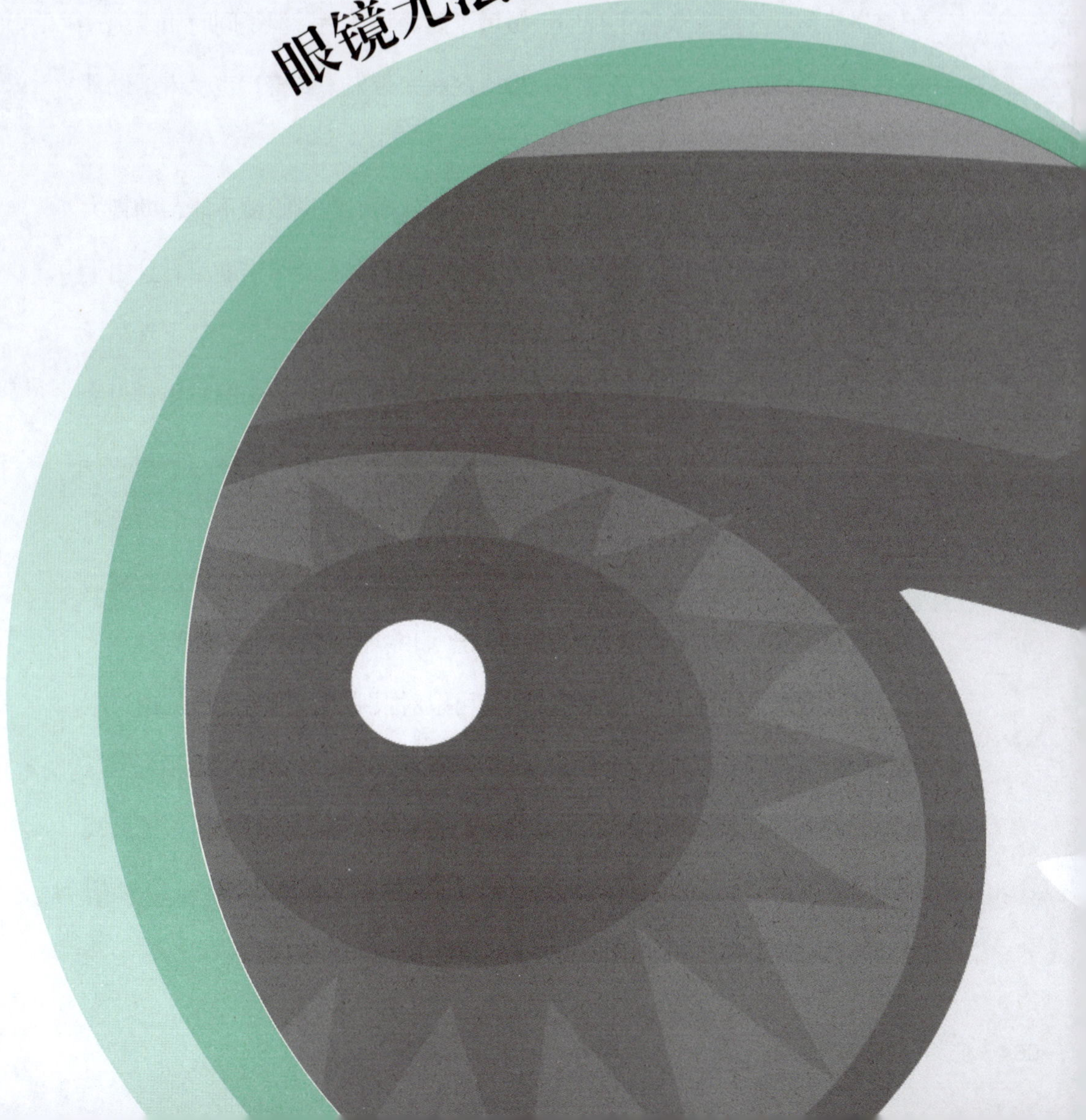

佛罗伦萨人认为他们发明了眼镜这种常用的矫正屈光不正的工具，但是无疑他们错了。这种工具的起源还有待探究，通常认为眼镜在Salvino degli Armati所处时代之前就已经出现了。但是罗马人至少对用其他物体补充眼睛功能的情况有所了解，因为Pliney告诉我们，尼禄（古罗马暴君）曾经在罗马斗兽场透过戒指上镶嵌的凹面宝石来观看比赛。然而如果与Salvino degli Armati同一时代的人认为他就是第一个使用视力辅助工具的人，那么这些人同样应当为自己犯下的错误祈祷。之所以这样说，是因为眼镜虽然帮助一些人改善了视力、缓解了疼痛与不适，但是同时也给另一些人增添了痛苦，因为眼镜或多或少给这些人带来了伤害，也从未帮助他们的视力恢复正常。

只需通过强凸镜或强凹镜看某种颜色，就能够知道眼镜不能帮助视力恢复正常。强凸镜和强凹镜下的颜色看起来比裸眼观测时密度小，且由于形态感知以颜色感知为基础，所以颜色和形态在强凹镜和强凸镜下观察没有裸眼观测的结果那样清晰。即便透过平镜观察，观察到的图像质量也会有所下降，就如同向窗外看去获得的视觉效果一样。有轻微视力问题的女性佩戴眼镜后通常会发现自己或多或少会出现色盲症状，所以人们可能常常会看到她们在商店中挑选衣服时，会将眼镜摘掉仔细观察。但是若视力状况非常不好，透过眼镜看到的颜色可能会比裸眼时看到的更加理想。

第七章中列出的事实能够证明眼镜可以对眼睛造成伤害。若想透过眼镜获得清晰视野，眼睛的屈光不正度数需要与眼镜能矫正的度数相符但是裸眼的屈光不正却从不稳定，如果通过凸透镜、凹透镜或散光镜来辅助视力，就意味着屈光会一直保持稳定，这是不戴眼镜时不可能实现的。所以按照常理推测，戴眼镜只会让视力状况变得更糟，而根据实际观察，事实的确如此。人们一旦戴上眼镜，就需要不断进行更换，提高镜片度数，这样才能将视敏度维持在佩戴第一副眼镜时的水平。老花眼患者佩戴眼镜是因为他们无法看清极小的文字。很多人发现在佩戴一段时间的老花眼镜后，如果将眼镜摘下，就无法看清从前阅读时毫无障碍的文字。近视等级为0.3的人在戴上眼镜后视力变为1.0，而一周过后他可能会发现自己的裸眼视力下降到0.1。苏黎世的Sidler-Huguenin博士[①]说在他治疗过的上千名患者当中，绝大多数人戴上眼镜后视力稳步下降，即使在调配眼镜的过程中想尽各种办法，也不能改变这一结果。眼镜损坏之后，很多患者有1到2个星期不戴眼镜，就会发现自己的视力有所改善。事实上，不戴眼镜时，视力总会或多或少自行提高，但这一点很少有人注意到。

不可否认，戴眼镜对人眼没有好处。所有眼科医师都知道患者必须“习惯”戴眼镜，他们也知道有些患者从来没有完全习惯过眼镜。近视和远视度数高的患者在通过眼镜矫正视力的时候遇到了极大的困难，结果常常以失败告终。高度近视患者所佩戴的眼镜的镜片是强凹镜，透过该镜片，所有物体看起来都比实际要小，而凸镜镜片则会放大物体，因此患者无法习惯这种不舒服的感觉。高度散光患者在刚开始佩戴眼镜的时候会感到非常不舒服，正因如此，美国医学学会卫生和公共教学委员会出版了名为《保护视力》的手册，以对这些散光患者进行警示，告诉他们“佩戴眼镜出门之前要先在家中完全适应，若不这样做，不小心失足可能会造成严重后果”[②]。上述困难有时可以克服，但大多数情况下无法克服。有一些人白天非常适应他们的眼镜，但是到了晚上却完全无法适应。

---

①《眼睛档案》，第七十九卷。
② Lancaster：《戴眼镜》。

所有眼镜都或多或少缩小了视野范围。即使佩戴的是度数很小的眼镜，患者也只能透过镜片中央看清楚物体，镜框与视线成直角。若不透过镜片中央看物体，不但视力会受到影响，有时还会出现神经性症状（如头晕和头痛）。因此，佩戴眼镜的人不能自由移动他们的视线。虽然理论上存在允许眼睛看向任何角度的眼镜改进方法，但是实际上却很少能达成。

镜片很难保持清洁也是眼镜带来的一个轻微不便，而且十分讨厌。在潮湿天气或雨天中，镜片上会产生雾气。温度高的天气，头部产生的汗液同样会引起镜片起雾。而寒冷的天气人体呼出的气体也会让镜片铺满雾气。每天眼镜都会被灰尘和潮湿物体弄脏，而如果不小心碰到了镜片，就会在镜片上留下指印，所以多数情况下眼镜片上总会有某些阻碍视线的东西。

镜片反射的强光经常让人讨厌，在街上如果看到他人眼镜反射的强光，很可能会引起危险。

士兵、水手、运动员、工人和儿童由于受到日常活动限制，眼镜会给他们带来诸多不便。他们的日常活动不但容易摔碎眼镜，也常常令他们无法聚焦，尤其是对于佩戴散光眼镜的人。

戴眼镜不美观，虽然这从医学角度来说不值一提，但是因此而产生心情不悦确实无法保证身体健康，也对改善视力没有好处。由于专家们长久以来已经对眼镜研究投注了太多心血，以至于其中一部分专家真的认为眼镜必不可少（如今大圆镜片和龟壳制成的镜框的眼镜最为流行）。即便如此，仍然有部分头脑清醒的专业人士提出戴眼镜会带来心理问题，并且通过镜片看其他人会非常不舒服。不幸的是，多数人即使不戴眼镜，外形也并不理想；而给相貌很好的人脸部加上这样一个支架，无异于向艺术品征税；若是在孩子脸上加上眼镜，天使都会哭泣。

几十年以前，眼镜只是视觉缺陷的辅助工具，但是现在，有许多视力较好或者不戴眼镜视力更佳的人也开始佩戴眼镜。我在第一章中解释过，一般认为远视眼睛可以通过睫状肌运动，对晶状体的曲度自行调节，从而进行自我矫正。有单纯性近视的眼睛无此功能，因为晶状体凸度增加（本应通过调节产生）使其自我矫正的难度增大。但是近视又常常与散光共同出现，人们认为通过晶状体曲度调节能够轻微矫正这种情况。因此，按照该理论可以得出结论：屈光不正的眼睛（睁开时）实际上一直存在异常的调节行为。换言之，本应控制调节的肌肉不但要承担眼睛为不同距离物体进行变焦所带来的压力，还要承担补偿屈光不正的重担。如果情况如上述所言，神经系统就会受到巨大拉力，因此眼镜在改善视力的同时还要缓解这种压力（通常认为是许多神经功能紊乱的起因）。

然而前文已经列举了证据能够证明晶状体不对调节产生影响，晶状体既不能触发调节，也不能矫正屈光不正。因此，睫状肌根本不存在所谓拉力，而缓解拉力更是无从谈起。前文同样进行过说明，视力正常时，不会出现屈光不正，此时眼球的外眼肌处于休息状态。因此在视力正常的案例中，外眼肌也不存在拉力，无需缓解。当这些肌肉真的产生拉力时，眼镜或许可以修正它们对屈光的影响，但拉力本身并不会消失。前文也提到过，拉力反而会增强。但是不管怎样，许多视力正常的人为了缓解所谓的肌肉拉力确实也从中获益。这要归功于强大的心理暗示，假如专家们说平镜也能缓解拉力，人们也会争相佩戴平镜。事实上，许多患者告诉我，他们佩戴眼镜后，眼部不适确实得到了缓解，而我发现他们佩戴的全部是平镜。有一个患者是眼镜商，他为自己配了一副眼镜，虽然从未对眼镜效果产生过任何幻想，但他也告诉我，如果不戴眼镜，他会感到头痛。

有些患者非常容易接受心理暗示，如戴眼镜能够缓解不适，且能改善视力，他们愿意佩戴医生为他们配的任何眼镜。我曾经见过一个远视患者戴着一副近视眼镜，而他觉得非常舒服。有些没有散光的人在佩戴散光眼镜后也并未有任何不满。

Landolt提到过一个案例，一名患者内直肌有缺陷，多年佩戴棱镜，虽然棱镜顶端朝向鼻子，但患者认为不佩戴棱镜他就无法工作。医生给出的方法是常规的棱镜疗法，也就是说棱镜顶部本应朝向太阳穴，显然是医生犯了错误。但由于病人对眼镜的疗效十分满意，所以医生也从未察觉自己犯了错误。Landolt说，“棱镜只起到轻微作用，真正起作用的是想象力”①。但是毋庸置疑，患者确实从眼镜中获益，这来自他对专家的绝对信任，他认为这名医师是最伟大的眼科医师之一。

有些患者戴的眼镜会降低视力，但他们却认为这种眼镜更好。很多年以前，我为一名患者配了一副眼镜，其后他又向一位比我著名的眼科医师咨询，这位眼科医师为他配了另一副眼镜，并且告诉患者我为其配的眼镜较差。患者后来再次来到我这里，告诉我他戴上这副眼镜之后比佩戴我之前为他配的那副看得更加清楚。我对他戴上这副新眼镜后的视力进行测试，发现其视力仅为0.5，而戴上我配的那副，视力是1.0。这个简单的事实说明，他被虚名所蒙蔽，认为他的视力增强，而实际上却减弱了。虽然他承认戴上新眼镜在测试卡上看清的字仅为佩戴旧眼镜时的一半，但他并不认为自己的想法错了。

若眼镜没有缓解头痛等神经症状，人们通常认为眼镜度数不合适，而医师和患者会不断进行尝试，以达到他们认为最满意的效果。曾经有一名

---

①《眼用电动机设备异常及眼疾系统》，第四卷。

患者的脑部一直疼痛，而他单在一名医师处配的眼镜数量就达到60副，此外他还拜访过本国和整个欧洲的多名眼科和神经科医师，均无果。而在他使用本书描述的方法仅仅5分钟后，他的头痛就得到了缓解，视力也短暂恢复正常。

幸运的是，不是所有配过眼镜的患者都会戴眼镜，这样不但避免了诸多不适，也使他们的眼睛免受眼镜对眼睛带来的伤害。而那些更容易受他人想法影响的人、受病痛折磨的人以及曾被眼科医师的话吓到的人，则会遵守医嘱戴上眼镜，并因此经受一系列不必要的痛苦。其中一名患者戴眼镜超过25年，虽然她没有因为戴眼镜遭受痛苦，但是这25年间她的视力剧烈下降，当她想看清楚物体时，不得不将眼镜下移，从镜片顶端上方看过去。她的眼科医师向她保证，如果她没有戴眼镜，情况会比现在更糟，且对她越过镜片看物体的行为进行严重警告。

由于屈光异常经常发生改变，不但日日时时变化，而且可能每分钟都不相同，所以即使施用了阿托品，也不可能配出完全精确合适的眼镜。在某些案例中，由于这些变化比较极端，或者患者受心理暗示影响太大，导致更换镜片后眼睛也不会得到缓解，从而变相增加了不适。即使在最理想的状况下，眼睛也不可能得到缓解，说明眼镜根本无法帮助眼睛获得正常视力。

第九章

屈光不正的原因和治疗方法

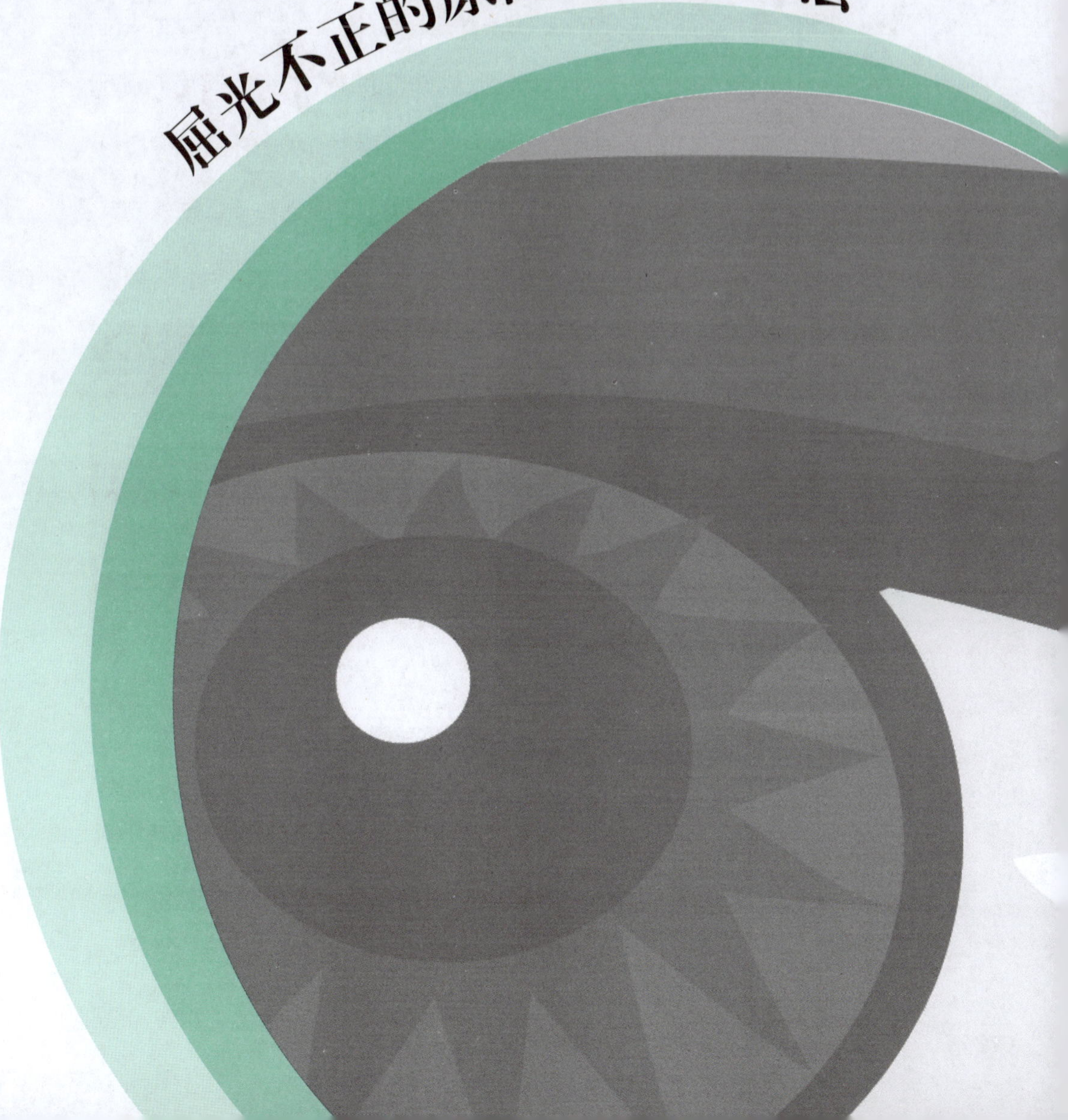

数以千计的病例显示，外眼肌的所有异常均由看物体时眼部产生的拉力引起。当该拉力缓解时，外眼肌会恢复正常，所有屈光不正的现象也会消失。眼睛可能会失明，可能会得白内障，也可能会发生视神经萎缩或视网膜病变。但只要患者不努力尝试看清物体，外眼肌运动就会维持正常，也不会产生屈光不正。以上事实说明，人们长久以来认为不能治愈的屈光不正，事实上是能够被治愈的。

同样有证据显示，每种屈光不正均由不同拉力引起。对眼球不同部分反射图像的研究证明了之前的观察结果是正确的，也就是说近视（或远视程度减轻）通常与尝试看远处物体时眼内产生的拉力相关，远视（或近视程度减轻）则与尝试看近处物体时眼内产生的拉力有关。任何知道检影镜使用方法的人都可以在几分钟内证明上述事实，但要保持仪器距被测试者6英尺以上。

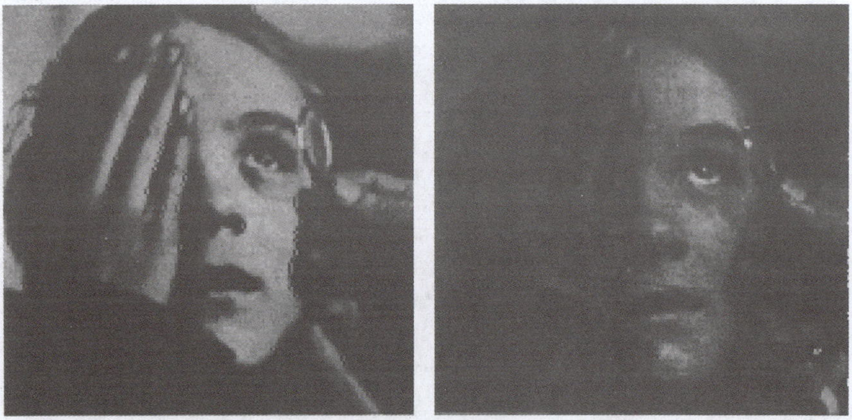

图9-1 看近处物体时眼内产生的拉力引起远视

在图9-1中，患者在13英寸以外阅读文字，光线良好，为了不挡住摄像头，将被观测物体放置在眼睛上方。同步观测检影镜显示眼睛聚焦在13英寸处的物体上。玻璃作为检影镜的辅助工具，用于判断屈光程度。

当房间光线变暗，患者无法在13英寸之外看清文字。此时检影镜显示眼睛于更远距离处聚焦。当患者眼部有意识拉紧时，眼睛处于远视状态。

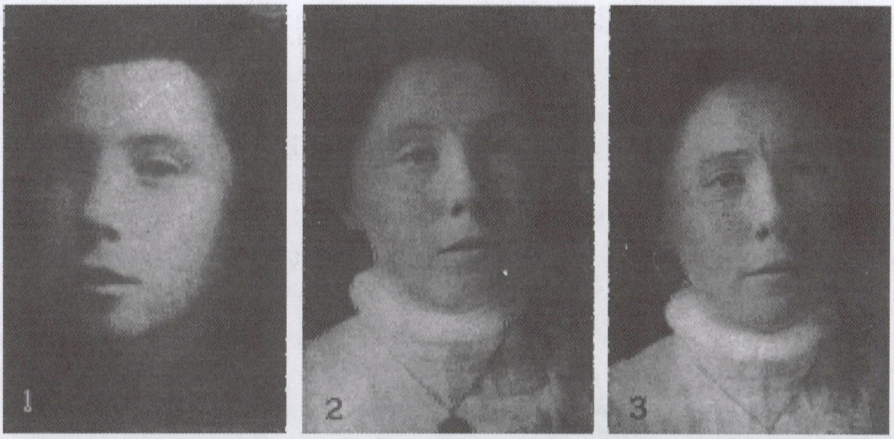

图9-2 为了看清远处物体，眼部无意识拉紧，引起近视，而有意识拉紧会增加近视程度

图9–2.1正常视力。图9–2.2同一个被测试者在四年之后的样子，此时患者有近视。注意其紧绷的表情。图9–2.3为了看清远处物体而出现有意识的眼部拉紧，此时近视程度已增加。

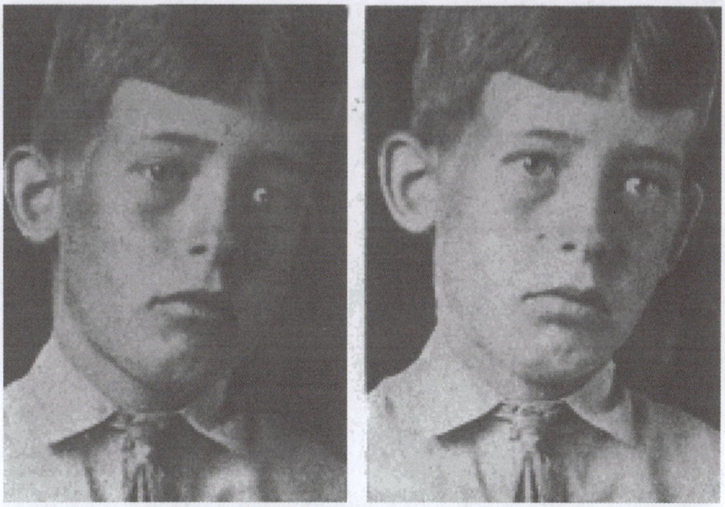

图9-3 视力正常的眼睛在尝试看清远处物体时眼内产生的拉力会立即引起近视和近视散光

在图9–3中，视力正常的男孩在阅读斯内伦测试卡（左），需注意，男孩面部未出现紧绷状况。该男孩在20英尺之外看一幅图片（右）。他盯着图片想要看清楚，此时通过检影镜可发现其眼部出现混合近视散光。

视力正常的眼睛试图看清近处物体时，在一条或多条眼球子午线上会短暂出现远视。也就是说，眼睛可能会完全远视，也可能远视和散光并存。而远视的眼睛试图看清近处物体时，在一条或多条眼球子午线上的远视程度会加深。当近视的眼睛试图看清近处物体时，近视程度会减轻，并可能出现正视①，此时眼睛平行光线聚焦。在某些案例中，一条或多条眼球子午线上，正视可能直接变为远视。上述所有变化发生时均出现拉力增大的现象，并产生偏心注视（详见第十一章），视力下降。但奇怪的是，眼部疼痛和疲劳的症状得到大幅缓解。相反，若原本视力正常的眼睛试图看清远处物体时，在一条或多条眼球子午线上会短暂出现近视，而若眼睛原本近视，近视程度会加深。如果远视的眼睛试图看清远处物体时，眼部疼痛和疲劳的症状会加剧，但是远视和偏心注视程度会有所下降，视力提升。值得注意的是，这个有趣的现象与近视患者试图看清近处物体时的情况完全相反。在某些病例中，远视患者试图看清远处物体时，远视完全得到缓解，正视出现，且所有眼内拉力全部消失。之后眼睛可能转为近视，近视程度加深时，眼内拉力也增加。

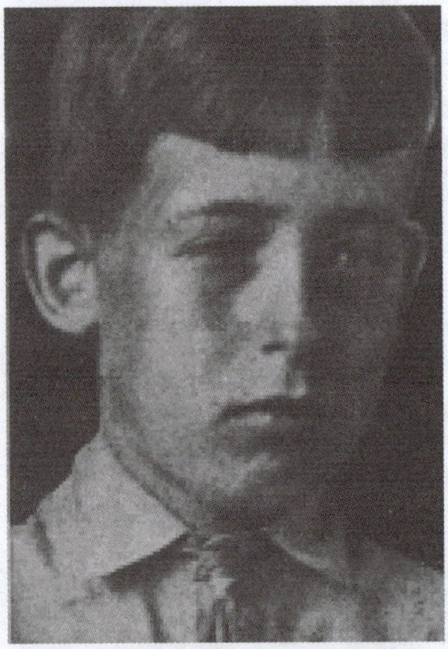

图9-4 这个小男孩只要通过半合上眼睑并努力看清10英尺处测试卡上的内容，就会自行变成近视

换言之，当眼睛试图看清近处物体时，眼球在一条或全部子午线上会变得更加扁平。若开始时眼球就是伸长状态，则眼睛可能先变为正视，成为正

① 正视（Emmetropia，来自希腊语词根Emmetros），意为眼睛聚焦于平行光。拥有正视的人在看远处物体时视力正常，但是看近处物体时会出现屈光不正。

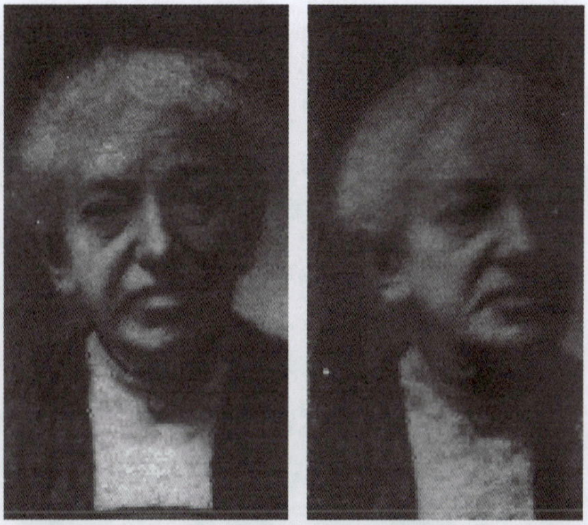

图9-5 若被测试者努力看远处物体，散光产生；不费力看远处物体时，散光消失

图9-5.1被测试者在10英尺远处随意看斯内伦测试卡，能以正常视力看清最下面一行。

图9-5.2被测试者试图看清20英尺远的一幅图片。通过检影镜观测发现复性近视散光。

常球形，然后变成远视，呈扁平状态。若上述变化不对称，散光可能会一同产生。相反，当眼睛试图看清远处物体时，眼球会在一条或全部子午线上变得更长，从远视的扁平状态经过正视，变为眼球更长的近视。若这些变化不对称，散光同样会产生。

上述正常眼睛发生的情况同样适用于已经被移除晶状体的眼睛。晶状体移除手术通常会使眼睛产生远视，然而若手术前眼睛有高度近视，则移除后眼睛可能依然近视。在第一种情况下，眼睛试图看清远处物体时，远视程度减轻；试图看清近处物体时，远视程度加深。在第二种情况下，眼睛试图看清远处物体时，近视程度加深；试图看清近处物体时，近视程度减轻。晶状体被移除后的一段时间内（长短不定），眼睛会去试图看清近处物体，导致远视程度剧烈加深，以至于患者无法看清任何普通大小的文字，此时眼睛似乎完全丧失了调节功能。当患者逐渐熟悉了这种状况之后，眼部拉力通常会得到缓解，此时眼睛又能够对近处物体进行精确聚焦。在个别案例中，移除晶状体后患者不戴眼镜就可以看清近处和远处的物体，也就是说，眼球可以自行拉长，恰好能补偿缺失的晶状体功能。

人们在低等动物中也发现了与人类眼部拉力相似的现象。我曾让狗努

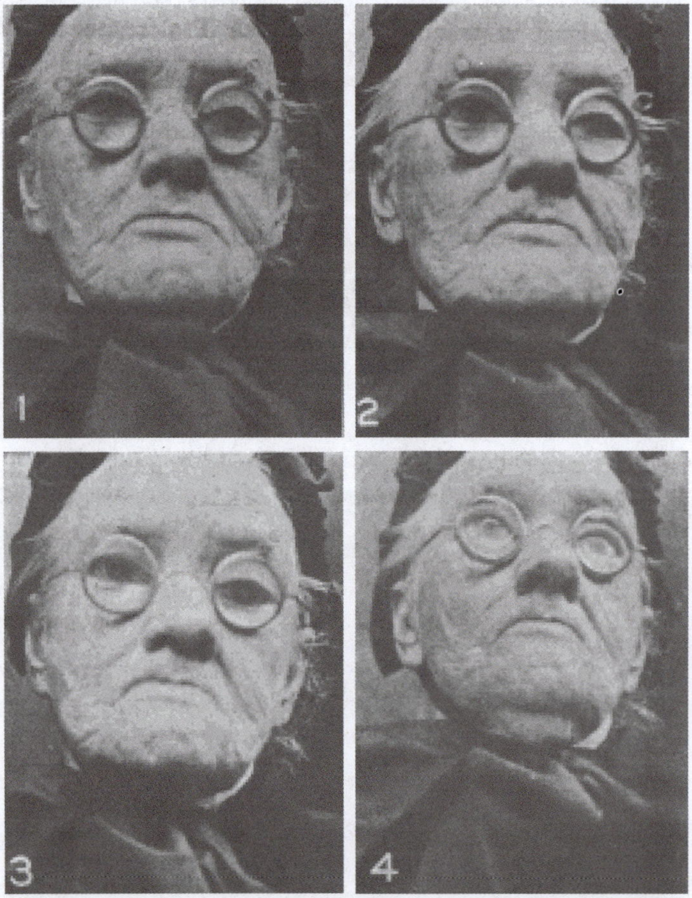

图9-6 该白内障患者右眼晶状体被移除，左眼窝内佩戴假眼球。晶状体被移除后，眼睛产生远视，医生为其配了屈光度为10的凸透眼镜以进行矫正

图9-6.1该患者在20英尺以外看斯内伦测试卡，视力正常。图9-6.2该患者试图在同样距离处看清卡片，经检测远视减少2屈光度，也就是说眼镜矫正过度，她无法完全看清卡片上的文字。图9-6.3该患者戴上13屈光度的凸透眼镜后，右眼精确聚焦在13英寸处。图9-6.4该患者试图在相同距离处看清卡片，远视程度加深，因此想要看清卡片，她需要佩戴屈光度为15的眼镜。按照通行理论，由于移除晶状体会使眼睛完全失去调节能力，所以屈光不可能发生变化。该实验反复进行,发现试图看清物体时产生的屈光不正总是变化，有时程度较高，而有时低于2屈光度。

力看清远处物体，结果其眼部产生近视。有一只狗经检影镜检测显示其屈光正常，它很紧张，我就让它嗅一块鲜肉，它立刻表现得非常兴奋，竖起耳朵，摇晃尾巴。其后我将这块肉移动到20英尺以外，狗看起来十分失望，但其注意力仍然集中在这块肉上。它看到肉被扔进一个箱子里后，眼中出现焦急的神情，它努力想要看清这块肉，此时检影镜显示它的眼睛出现近视。要补充的一点是，只有动物的2条斜肌均处于活动状态，实验才会出现上述结果。而有1条斜肌缺失或退化的动物眼球在任何情况下都不能伸长。

眼睛想要努力看清物体主要是由大脑控制的。从生理结构来说，努力

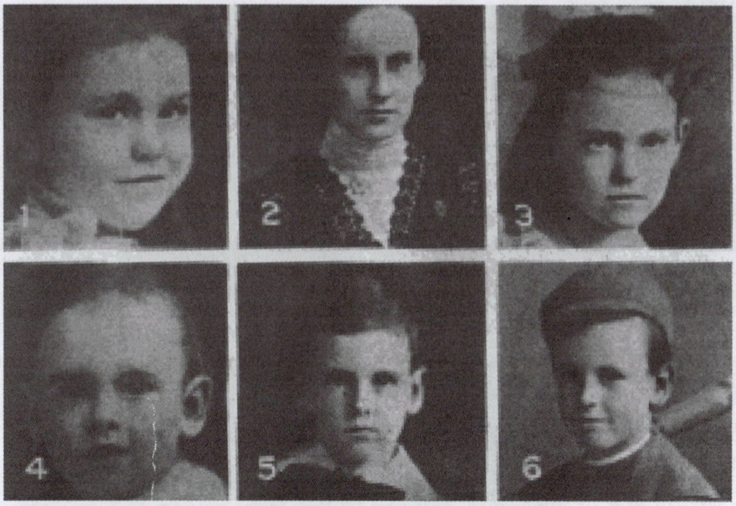

图9-7 一家人完美诠释了心理活动对视力的影响

图9-7.1小女孩4岁时视力正常。图9-7.2孩子的妈妈是近视。图9-7.3同一个小女孩9岁时患有近视。需注意她的面部表情完全发生了变化，现在几乎同她妈妈一模一样。图9-7.4、图9-7.5和图9-7.6女孩的弟弟在2岁、6岁和8岁时。三幅照片中，男孩的视力均为正常。女孩可能继承了她妈妈钻牛角尖的性格，抑或受到巨大心理压力的影响。男孩没有受到上述因素影响。通行理论认为近视与遗传有关，而上述照片证明了该理论的正确性还有待商榷。

看就能看清远处，不用努力看也能看清近处。结果是一样的，只不过前者受大脑控制，后者不受大脑控制。

这些事实足以解释为什么人类文明进步会导致视敏度下降。在文明的生存条件下，人类的大脑持续受到压力，总有很多事情需要担心，而未开化的人类则没有这方面的顾虑。文明人类冷静和镇定不仅仅是为了生存，如果一个人能够感到紧张，那么他一定不是原始人。有心理活动是文明人类的特点，且该特点代代相传。当低等动物处于文明环境中时，它们对文明现象做出的反应几乎和人类完全相同。我曾对很多家养宠物和动物园动物做了眼部检查，发现这些动物虽然不会阅读、书写、缝纫和打字，但多数都有近视。

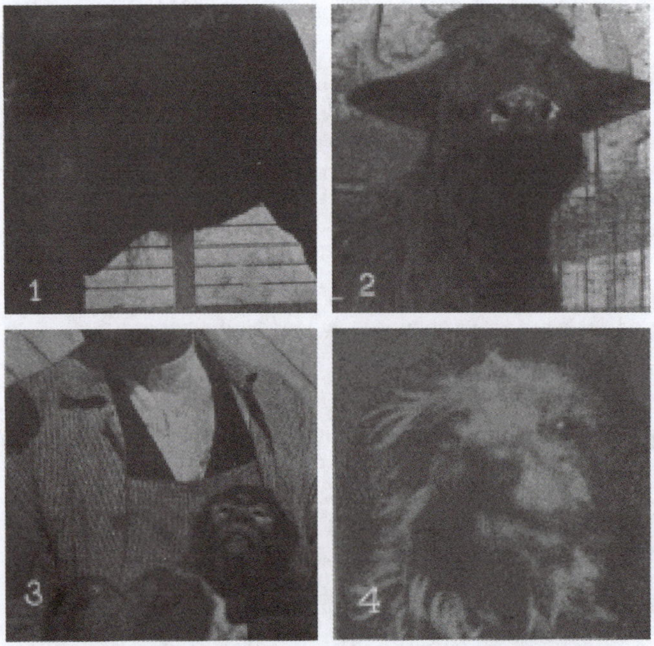

图9-8没有上过学也没有在地铁上看过书的近视患者

图9-8.1纽约中央公园动物园的大象，患有近视，年龄39岁。年龄小的大象和其他动物视力正常。

图9-8.2纽约中央公园动物园的患有近视的非洲水牛。

图9-8.3纽约中央公园动物园的患有近视的猴子。

图9-8.4患有近视的宠物狗，且近视程度逐年加深。

远视力视敏度下降和近视力视敏度下降都是人类文明带来的后果。虽然近视眼在近处看物体比远处清楚，但是清晰度并没有正常视力高，而远视比近视更常见，远视患者看远处物体就比看近处清楚。

治疗方法并非避免近距离用眼和远距离用眼，而是消除心理压力。正是这种心理压力造成了眼睛在看远处和近处的功能性障碍。上千个案例证明心理压力可以消除。

幸运的是，所有人都能在一定条件下自行放松。在所有简单屈光不正的案例中，只需让患者放松地看一面白墙，眼部拉力就能够被暂时缓解。想要持久放松需要大量时间也需要一定技巧，但看白墙的方法并非对所有人都适用。人们为看清物体而使用的方法有很多种，所以用于缓解眼部拉力的方法也相应有很多种。但是无论使用哪种方法缓解拉力，结果通常都相同，眼部都能得到放松。经过多次重复与演示，患者们终于意识到仅仅通过放松眼部就能够改善视力，其他因素都不重要。

当知道通过眼部放松能够治愈视力问题时，许多人都问什么样的睡眠才能达到相同的效果。这个问题的答案在第七章有详细的说明。眼睛在睡眠过程中几乎从来没有完全放松过。如果人醒着的时候眼睛内部有拉力，那么在睡眠当中该拉力也不会消失，拉力程度可能加深也可能减轻，这与人体其他部位在睡眠中同样不放松是一个道理。

认为不用眼等于放松眼部的观点同样是错误的。眼睛是用来看东西的，眼睛张开却看不到物体是由于眼睛受压力影响产生高度屈光不正。虽然看近处物体由肌肉运动完成，而看远处物体时不存在眼肌运动，但是二者产生的拉力却并无不同。肌肉运动不一定会导致疲劳，因为有部分人在长时间奔跑后也不觉得劳累，有些鸟类在睡觉时一只脚站立并用脚趾紧紧抓住摇晃的树枝，拉力如此明显，但肌肉仍然不疲劳。法布尔（法国昆虫学家及文学家）曾说，有一只昆虫在其笼子顶部可以倒挂10个月，并用这种姿势完成了它所有的生活活动，如交配和产卵。那些害怕人类文明对人眼带来危害（常常需要看近处物体）的人或许可以从这只神奇的小生物身上得到一些慰藉，它只需保持爪子相隔一定的距离，就可以连续倒挂10个月（该昆虫一生的时间），而显然这并没有给它带来任何不便和疲劳。①

当心理放松时，眼睛无论如何也不会感到疲劳，而若心理承受巨大压力，眼睛无论怎样也无法得到放松。只要心理放松了，眼睛就会随之放松。很多人发现，阅读难以理解的内容比阅读有趣的书籍时眼睛疲劳得更快。学龄男孩可以熬夜看小说，完全不考虑视力状况，而如果他逼自己整夜学习学校课程，很快就会觉得劳累。一个平时视力很敏锐、可以裸眼看到木星的孩子在被要求做心算加法时会突然变成近视，也就是说他非常不喜欢学习数学。有时能够放松精神的因素非常有趣，如有一名患者在身体前倾45度看测试卡时，屈光不正会消失，而当其身体直立后，依旧是放松的。尽管这种姿势并不舒适，但她知道保持这样的姿势能够改善她的视力，有了这种心理暗示，她的视力真的有所改善。

永久治愈视力问题所需要的时间依个人情况不同而不同。有时5、10或15分钟已足够，我坚信能够快速治愈所有人视力问题的时代即将到来。我们只需要积累更多的事实依据，将这些事实告知患者，并帮助他们快速掌握。然而在现阶段，虽然比屈光不正更加严重的疾病在短时间内就能治愈，但治疗屈光不正通常会持续几周甚至几个月。在大多数案例中，为防止旧病复发，每天都需要进行几分钟的治疗。由于看熟悉的物体能够放松眼睛，所以可以每日阅读斯内伦测试卡上的文字。每日阅读较小的文字

① 《本能的奇迹》英文版，Mattos and Miall译。

（尤其在近视力情况不佳时）同样能达到上述效果，文字离眼睛越近越好。视力问题一旦被完全治愈，就是永久性治愈，但是完全治愈（并非指恢复正常视力，而是指远望视力和微观视力均正常）却很少出现。即使不能完全治愈，持续治疗也可改善视力，因为人类视觉功能不受限制，即使视力再好，也有改善的可能。无论多好的视力状况都可能出现视力下降，所以可每日做视力训练以防止这种现象出现或加重。虽然在任何情况下，系统训练都不可能完全避免视力下降，但是每日阅读小的、远距离的、熟悉的文字可以帮助眼睛在不理想的情况下减轻拉力。

一般情况下，从未佩戴过眼镜的人比戴过眼镜的人更易治愈，所以在治疗初期，患者就应放弃眼镜。若患者不佩戴眼镜会感到极大不适，或者在治疗期间需佩戴眼镜进行工作，医生应当允许他们佩戴眼镜，但这样做通常会有损治疗效果。所有年龄段的人均可通过屈光不正放松治疗法来提高他们的视力，但是儿童的治愈时间常常快于成人。若患者在12岁甚至16岁以下，且从未佩戴过眼镜，通过每天阅读斯内伦测试卡，他们通常可在几天、几周或者几个月内痊愈，时间一般在一年以内。

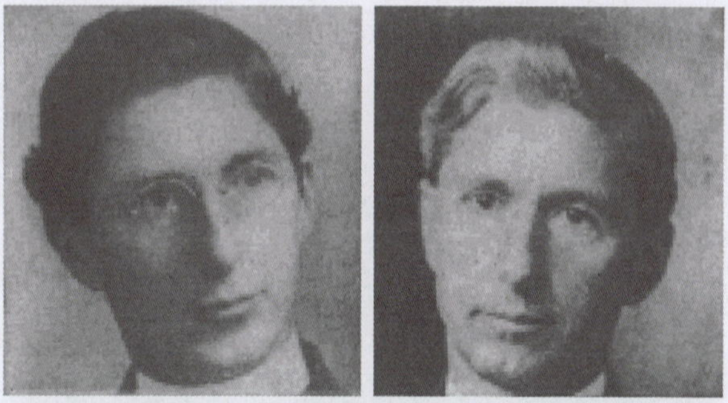

图9-9 图片中的人通过本书介绍的方法治愈了屈光不正

图9-9.1，1902年，该男子36岁，佩戴近视眼镜。从他眼中可看出，他正在努力看清某物。1904年，通过观看远距离物体训练，他眼内拉力得到缓解，裸眼视力恢复正常。

图9-9.2，同一男子在5年后，视力未下降。

第十章

眼睛完全放松，才会获得完美视力

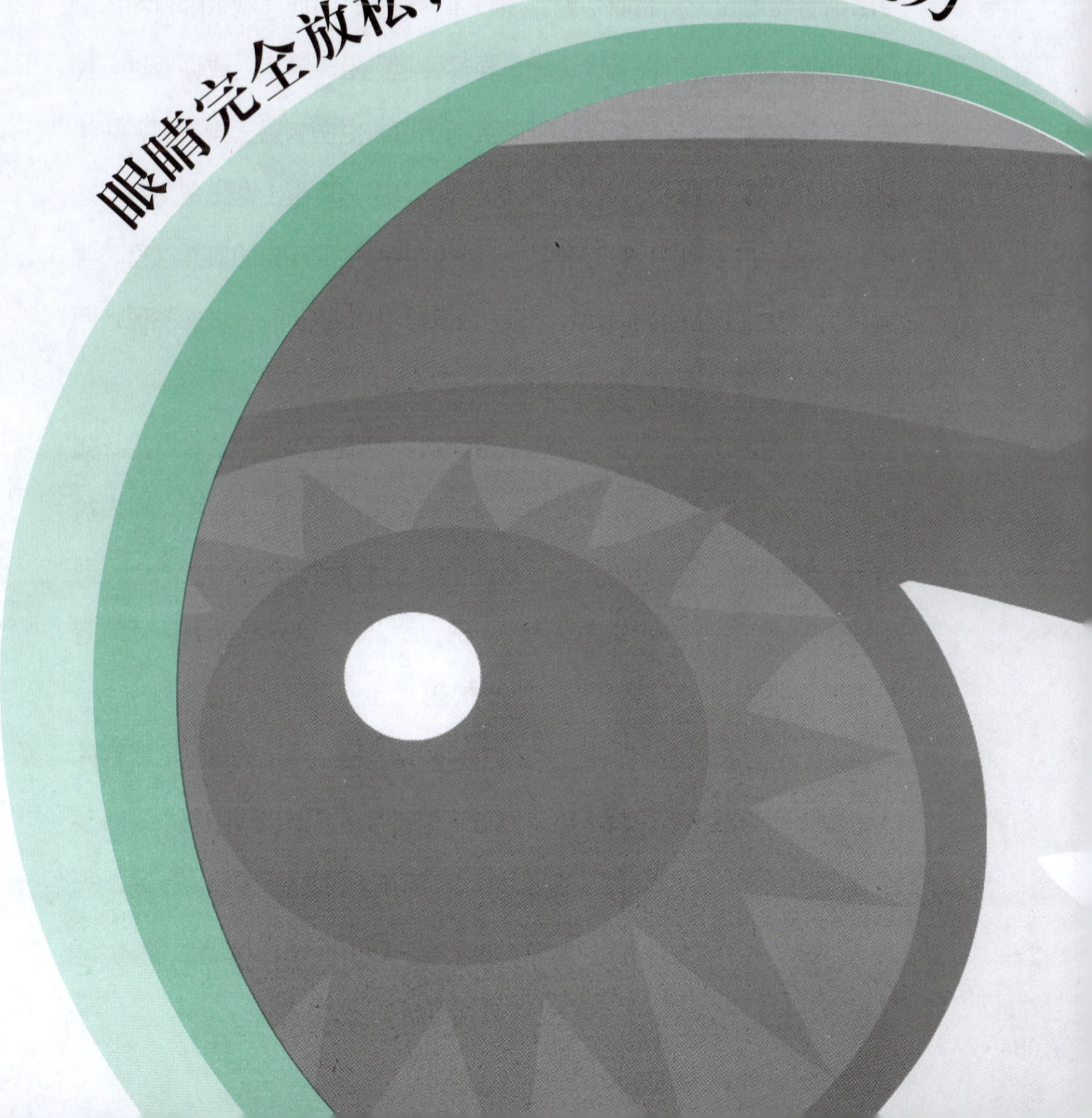

假性症状可能由试图看清物体时产生的压力引起，从而导致屈光不正，但最根本的原因是错误的习惯思维。在研究缓解压力的方法时，医生们一直在和传统观念做斗争，这个观念就是想要做好任何事，都需要极大的努力。人们从懂事起就知道这个说法。整个教育系统以此为基础，尽管蒙台梭利（意大利女医师及教育家）已经提出应该剔除教育当中的强制部分，且取得了优良成果，但是自认为符合时代发展的教育工作者依旧墨守成规，按照传统理论进行教学。

眼睛看物体和大脑获取知识一样是自然规律，因此强制眼睛看物体或者强制大脑获取知识不但是无用功，同时会起到阻碍作用。或许通过多种方法可以强制儿童记住一些知识，但是却不能让他们掌握这些知识，即使孩子记住了，也不过是死知识，无法被灵活应用，这于主动思考无益。这些知识被强制灌入大脑，没有被学生吸收，大脑吸取知识的自然过程因此受到破坏。待到学生毕业以后，多数学生不但忘记了曾经学过的知识，而且失去了学习的能力。

与上述道理相同，视力可以被强制改善，但永远无法恢复正常，且如果这种强制持续不断，视力会稳步下降，并达到不可挽回的地步。视力状况很少由眼部构造不良引起。若两人眼睛视力状况相同，其中一人一生视力均保持良好，而另一人在上幼儿园后视力就出现了下降，这是因为前者从不刻意看物体，而后者看物体时过于刻意。

视力正常的人从来不刻意去看清某物体，若是在昏暗的灯光下或物体距离过远导致眼睛无法看清某一点，则焦点会转移至另一处。直接盯着某一点看（视力不好的人常常有的举动），眼中并不会出现清晰图像。

当人刻意想要看清某物时，视力会立刻变得不正常。人们抬头看星空时，可能视力正常，但如果想要数清某一星座中星星的数量，他可能会变为近视，因为刻意做这件事会导致眼部产生压力。一名患者可以看清斯内伦测试卡上的字母K，此时视力正常，但若叫他数清上面的27个角，他可能突然完全看不清K。

如果看不清远处物体，显然眼睛是受到压力影响，因为处于放松状态的眼睛会为远距离物体调焦。如果在看远处物体的同时身体任何部位还有其他动作（或脑中有其他想法），那视力一定会受到影响。看远距离物体时，如果眼部没有压力，则眼球形状不会发生改变。看不清近处物体时，眼部也同样受到压力，因为眼肌受大脑控制会自然做出动作，不受压力影响。只有刻意施加压力，才能防止眼球伸长。

眼睛只有在处于完全放松状态时，才会获得完美视力。视觉器官或观察对象发生移动时，眼部会产生屈光不正。透过检影镜我们可观察得知，即使眼球正常转动，也会产生轻微的屈光不正。而电影的出现告诉人们一个事实：看移动物体时，无法看得很清楚。物体移动速度较慢时，视力受影响的程度较小，可以忽略不计，眼球移动造成的微弱屈光不正也可忽略不计。物体移动速度较快时，眼睛接收到的图像呈模糊状态。因此，电影播放机需保证每一秒播放24张静止图像。也就是说，电影是移动的图片，本质上从来不会动。

看是非能动动作。看、感觉、听和品尝均是自然过程，无需刻意为之。完美视力的人觉得白色斯内伦测试卡上的黑字十分清晰，他们毫不费力就可轻易看清字母。而视力有缺陷的人则需要费一番功夫才能看清。

人体的肌肉从来不会休息，血管和血管肌层甚至当人在睡眠中也一直在运转，但是感觉神经（如听觉、视觉、味觉和触觉）会休息。外界影响会触发感觉神经的行为，但感觉神经不会自主地产生行为。视神经、视网膜和大脑中的视觉中枢同指甲一样，都是非能动组织，这些组织的结构决定了它们不能自主做出任何动作，所以当它们受到外界影响时，功能往往会受到破坏。

大脑受到外界影响，并将压力带给眼睛。每当大脑中闪过要努力做某件事（无论什么类型）的念头时，眼睛都会接收到大脑传递的运动信号，接收该信号会使正常眼球改变形状，视敏度降低。因此，若想获得完美视力，脑中必须排除一切想要做成某事的想法。心理压力会引起有意或无意的视疲劳。若视疲劳是由于患者努力想看清某物引起，则会产生屈光不正。一名学龄男孩可在10英尺以外看到斯内伦测试卡的最后一行字母，但是当老师让他记住他看到的东西时，他却连卡片上最大的C[①]都看不清楚。与妈妈同处一室时，许多儿童视力非常正常，但是当母亲离开房间后，他们的眼睛会立刻出现近视现象，这是由于母亲离开后，他们产生了恐惧心理，恐惧导致了视疲劳。看不熟悉的物体时也会产生视疲劳以及屈光不正，这是因为不熟悉的物体对他们的心理造成了压力。一个人在说实话时视力正常，但如果他说谎了，即使是无意说谎或以为自己在说谎，都会产生屈光不正，这是因为脑中出现了说谎这个想法。

我可以说自己发现了说谎对视力不好这个现象，无论该现象对传统视力缺陷的定义造成多么大的冲击，但事实就是事实。若一名患者本可以看清斯内伦测试卡上最底行的小字母，而他却在测试时漏掉一个或几个字母（无论有意还是无意），检影镜均会显示屈光不正。在许多案例中，医生

① 在这个案例和下文即将提到的案例中，正常视力的人在200英尺之外看到的测试卡顶部最大的字母是“C”。

会要求病人谎报年龄，或者要求其想象自己比实际年龄大一岁或小一岁，而患者按照医生的要求做时，检影镜中均会显示屈光不正。一名年龄为25岁的患者在随意看空白墙壁时没有显示屈光不正，但若他自己或者他人说他年龄是26岁，或者他在脑中想象自己是26岁，他的眼睛均会出现近视。将年龄改为24岁时，产生的结果相同。当他说出或想起自己的实际年龄时，视力会恢复正常，然而当他的陈述或想法并非事实时，屈光不正就会产生。

两个小女孩有一天一起来到我的诊室，其中一个女孩说另外一个女孩对甜食上瘾，不能吃冰激凌，但她却在甜品店喝了冰激凌苏打。那个女孩不承认。第一个女孩用过检影镜，知道它能鉴别谎话，就说：

“用检影镜吧，我们就知道你是不是在说谎啦。”

于是我使用了检影镜，将光线打到第二个女孩的眼睛上，我问：

“你去甜品店了吗？”

“去了，”她说。检影镜显示此时她没有屈光不正。

“你吃冰激凌苏打了吗？”

“我没有，”这个女孩说。此时仪器显示影动为逆动，即她的眼睛出现近视，也就是说她没有说实话。

我把观测结果告诉这个小女孩之后，她立刻脸红了，承认检影镜是对的。她从前只听说这种仪器非常神奇，但是并不知道它能鉴别谎话。

这种方法的测试结果十分精准，如果被测试者（无论视力是否正常）在注视空白墙壁并拼写自己姓名的首字母时放松精神，就不会产生屈光不正。而如果他漏拼了一个字母，即使并非刻意为之，也并非有意欺骗他人，他的眼睛都会产生近视。

精神压力可能会引发多种形式的视疲劳。多数专家认为视疲劳的形式只有一种，只有所谓的用眼过度或者努力阻止眼球变形才会引起视疲劳。然而，事实可证，视疲劳有很多种，它们不但会引起不同的屈光不正，而且会引起各种眼部异常。引起屈光不正的视疲劳和引起斜视（或白内障①、青光眼②、弱视③、结膜炎④、睑缘炎、视神经或视网膜病变）的视疲劳种类不同。患有上述病症的患者眼部可能只有轻微屈光不正，而一种视疲劳得到缓解时，其他种类的视疲劳同样会得到缓解。有时无需完全缓解引起屈光不正的视疲劳，白内障和青光眼就可得到缓解。有屈光不正的人眼部常常感到疼痛，但引起这些疼痛的视疲劳也和引起屈光不正的视疲劳不同。有些近视患者一旦阅读，眼部就会感到疼痛和不适，但是其中多数人并不认为这给他们的阅读带来不便。当远视患者观察远距离物体时，远视程度有所减轻，但是疼痛和不适的程度会加剧。虽然视疲劳种类有很多，但是治愈视疲劳的办法只有一个，那就是放松。

眼睛健康与血液有关，血液循环在很大程度上受思维的影响。当思维状况正常时（即不处于兴奋状态，无压力），脑中血液循环就会正常，从而视神经和视觉中枢的供血也正常，因此视力状况良好。当思维状况不正常时，血液循环会受到影响，视神经和视觉中枢供血情况会发生改变，导致视力下降。我们可以让大脑中产生能够影响血液循环并导致视力下降的想法，也可以让脑中产生能够使血液循环恢复正常从而恢复正常视力的想法，这种想法不但能消除所有屈光不正，而且可以治愈许多眼部异常情

---

① 晶状体的不透明体。
② 眼球异常，十分坚硬。
③ 视力下降，而原因不明。
④ 眼睑内部和暴露在外的眼白覆盖膜。

况。虽然人类不能迫使自己看清物体，但是可以学着用控制思维的方式，间接达到目的。

人们可以学习如何自己触发屈光不正、弱视，如何能同时看到一个物体的两个图像，无论是一个在上一个在下，还是一个在左一个在右，甚至可以让两个影像成任何角度出现。只需要掌握方法，这一切都可轻而易举地完成。无论对于长期眼部异常还是患者自行触发的眼部异常，当放松的想法进入大脑、不正常思维消失时，斜视现象就会消失，眼部图像重影和屈光不正均会被矫正。无论眼部异常程度如何、持续多久，只要患者自己掌握了这种方法，眼部异常均可痊愈。引起屈光不正、斜视等眼部功能性紊乱的仅仅是人类的想法（错误的想法），只要将这种想法放下，眼睛就会恢复正常。通过上述方法，度数很高的屈光不正瞬间就可被治愈，斜视可以消失，弱视引起的失明可被缓解。如果放松是暂时性的，那么恢复正常也是暂时性的。如果放松是持久性的，则矫正作用也持久存在。

患者需要知道，这种放松不是凭借刻意努力就可以达到的状态。因为只要患者的脑中仍然存在思维活动（无论是有意识的还是无意识的），即使一种视疲劳得到缓解，脑中的思维活动也会使眼部产生另一种类型的疲劳，从而中和缓解效果，导致治愈时间被推迟。

第十一章

中心注视时，视力达到最佳状况

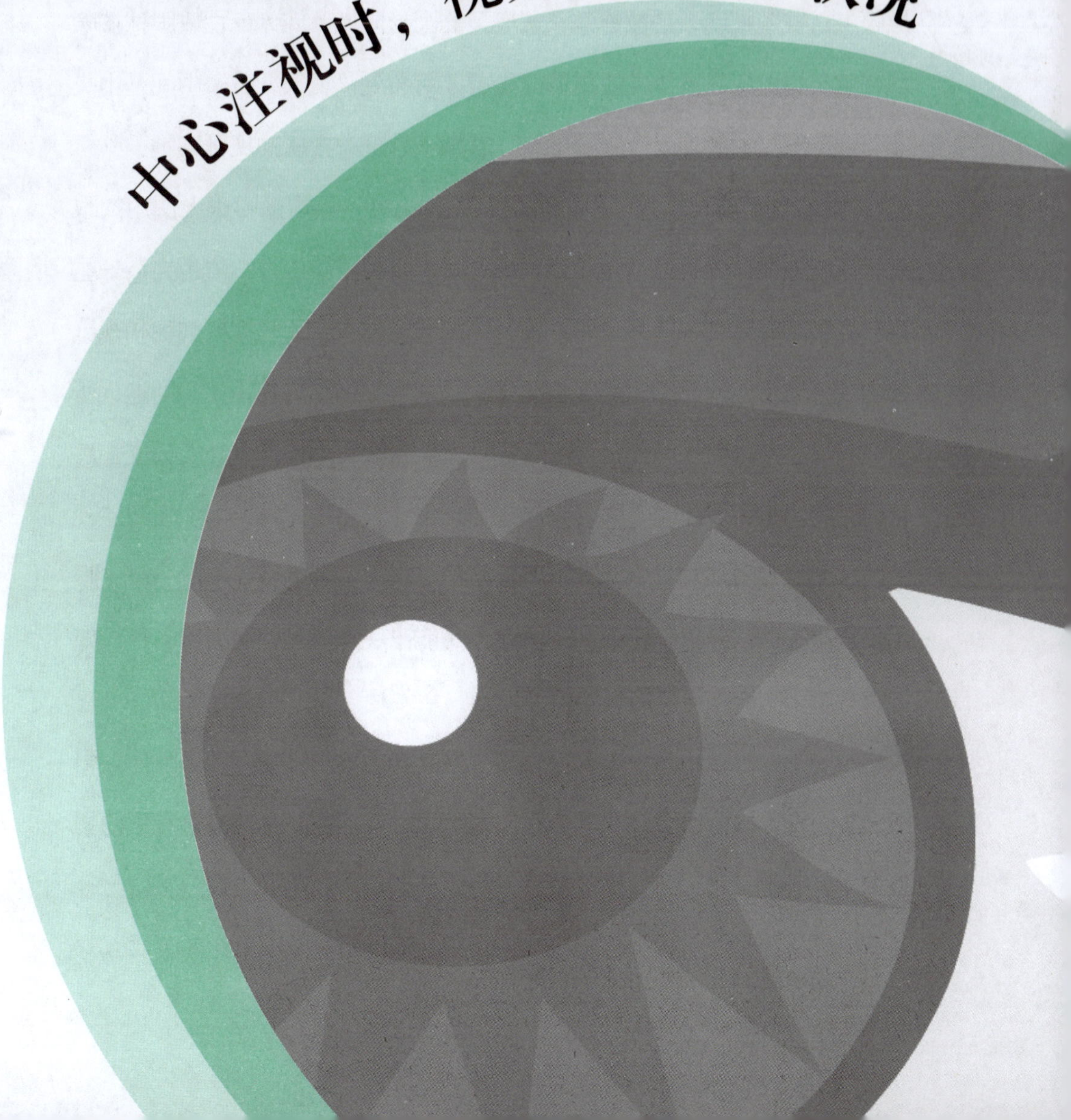

眼睛相当于一部小型照相机，虽然二者在功能上有许多相似之处，但是也有很多不同之处。照相机感光板的所有部位敏感度相同，但是视网膜某点敏感度最大，其他部分的敏感度随着与该点距离的不同而不同。敏感度最高的点叫“中央凹”，字面意思是中央的小坑。

虽然视网膜只是柔软的薄膜，而且厚度只在1/18到1/2英寸之间，但是其结构相当复杂。视网膜共有9层，其中只有一层可以接收视觉信号。该层由极小的视杆细胞和视锥细胞体组成，它们的形状不同，分散分布在这层膜上。视网膜中央是被称作“黄斑”的圆形区域，人体死亡或眼球摘除后，黄斑呈黄色。活体中使用特殊光源才可看到该现象，黄斑中间是中央凹，颜色较深，此处没有视杆细胞，有细长且分布紧凑的视锥细胞。其余8层极薄，也可能全部消失，而覆盖在锥体上的这几层薄膜也无法用肉眼观测。在中央凹的上方，视锥细胞厚度增加，数量减少，其中也夹杂一些视杆细胞，越靠近视网膜边缘，视杆细胞数量越多。这些视杆细胞和视锥细胞的具体功能未知，但是中央凹（除了视锥细胞和与其相关的细胞，所有成分均在此消失）是视觉最敏锐的地方。当眼睛用该处以外的部位去注视时，视力敏锐度迅速下降。因此视力正常的人看物体时，用中央凹注视的物体部位看得最清楚，而其他部位则相对次之，因为看其他部分时，眼睛用了中央凹以外的部位。当中心注视功能出现障碍时，会出现多种眼部异常症状，功能和机能障碍均存在。

中央凹敏感度正常时，视力正常。但当视力不正常时，无论由什么引起，中央凹的敏感度都会降低，这样眼睛透过视网膜的其他位置看到的图像就不受影响，甚至可能更加清晰。事实与通行观点相反，视力正常时，能看到的部分极小。教科书告诉我们，视力最佳时，人眼可在20英尺以外看到直径为0.5英寸的物体，然而所有在这个距离能够看清斯内伦测试卡上最小字母（直径小于0.25英寸）的人，在看过之后会立刻变成近视。事实是最佳注视点距离理论点越近，视力状况越好。

中心注视功能缺失由心理压力引起。包括机能和功能性异常在内的所有异常状况都伴随着心理压力的产生，而异常状况的出现，意味着中心注视功能受到影响。当大脑处于压力之下，眼部或多或少会出现失明现象。随着大脑压力的强度不同，中心视力首先受到影响（部分或完全失明），若压力强度很大，部分或全部视网膜会受到影响。当中心视力的视野受到压迫，患者会看不清他本来看得最清晰的点，却可以看清他没有直视的物体，清晰度甚至会更高。这是由于视网膜每个部分的敏感度变得相同，外部可能比中央的敏感度更高。因此，所有视力有缺陷的患者都无法看清他所直视的点。

有时情况比较严重，患者的视线远离物体，远到按照常理他不可能看到该物体，然而事实却是他能够看到该物体，且清晰度同直视这个物体时相同。在一个病例当中，患者视线已经距离物体非常远，她只能透过鼻翼旁的视网膜看到该物体，换句话说，此时她甚至看不到伸到自己面前的手指，但手指若伸到眼睛侧面，她却可以看到。该患者只有轻度屈光不正，说明每种屈光不正都伴随着偏心注视现象，但引起各种屈光不正的原因却不同。本国和来自欧洲的专家都对该名患者进行了检查，他们认为她的盲区现象是由视神经或大脑疾病引起的。然而事实却是，经过放松，她的视力已经恢复，说明她的病症仅仅是由心理压力引起的。

即使是程度较低的偏心注视也极不符合自然规律，有偏心注视的患者只要试图看清20英尺以内的大小约为3或4英寸的物体或者位于近处的小于

1英寸的物体，几秒钟之内其眼部就会出现极度不适，有时甚至会非常疼痛，此时检影镜也会显示眼部产生屈光不正。当这种压力成为习惯性压力时，眼部可能会出现各种异常状况，最复杂时，在眼底可能同时出现功能和机能性障碍。若为慢性病症，眼部可能不会出现不适，也不会感到疼痛，而当患者感受到不适和疼痛时，证明病症已经变得严重了。

眼睛拥有中心注视时，视力不但处于最佳状况，且眼部完全放松，可以尽情用眼而不会产生眼疲劳。眼睛此时睁开并处于稳定状态，经观测眼中无神经运动。当眼睛看远处某一点时，两眼视轴平行，也就是说，其肌肉功能健全，但该情况并不为大众所知。教科书上说视力正常的眼睛中会出现肌肉功能障碍，但我却从未在正常眼睛中观察到过这种现象。视力正常的人，其脸部和全身肌肉均处于放松状态，维持这种状态后，眼睛周围没有皱纹，也不会出现黑眼圈。

在多数偏心注视的病例中，眼睛会迅速感觉疲劳，脸部呈现出努力或受到压力的表情。检眼镜① 显示眼球不规律转动，有时从一侧向另一侧转动，而有时垂直或沿其他方向转动。由于眼球转动幅度较大，所以肉眼即可观测到结果，有时甚至可以观察到眼球震颤②。无论是用肉眼观察，还是用手轻轻触碰一只眼的眼睑同时另外一只眼看近处或远处的物体，眼睑的神经运动均容易被观测到。偏心注视中，两条视轴从不平行，视线与正常视线的夹角很大，有时会导致斜视。偏心注视的症状还包括眼睑边缘的结膜红肿、眼部有皱纹、有黑眼圈以及眼睛常常流泪。

偏心注视是由压力引起的症状，可通过缓解压力的方式得到缓解。但

---

① 当观测者用检眼镜观察视神经时，观察到的移动距离比眼睛外部移动距离短。
② 此时眼球明显从一侧转向另一侧。

在部分病例中，患者一旦能够中心注视，偏心注视就会自动消失。当患者意识到他所看之处并不是最清晰的，当他拉开距离看物体不如直接看效果好时，他就可以尝试拉近看物体的距离，直到他看测试卡上小字母上部时下部变得模糊，或者看下部时上部变得模糊，可不再进行调整。通过这种方法看到的字母尺寸越小，或者患者开始看不清物体时视线移开的距离越短，放松程度就越大，视力状况也会越好。当患者看字母下部时上部变得模糊，或者看上部时下部变得模糊，其看整个字母时会非常清楚。起初图像可能只是偶尔清晰，清晰之后突然又变得模糊，但经过一段时间的练习，中心注视会成为眼睛的习惯。

多数患者在看测试卡大写C的下部时，上部图像会变得模糊，但在某些病例中，不但上述情况不会发生，而且无论患者距离测试卡多远都能看清卡上的字母。某些特殊的病例需要一些技巧，需要引导病人，告诉他并不能看清他正在努力看清的地方，并让他了解当视线从该物体移开时，图像会变得模糊，没有直视时看得清楚。我们发现让患者注视一束或者两束相隔5或10英尺的强光对患者十分有益，患者视线远离光束时，眼部接收的图像变暗，这种变化程度强于患者视线远离黑色字母时接收到图像的模糊程度。这种方法适用于以下病例：

一名患者视力为0.01，当她注视距离大写C几英尺以外的某一点时，她说此时看到的字母C比直视时更加清楚。她的眼部很快感到疲劳，且如果上述情况一直持续，她的视力下降很快。接着我们引导她注视距离测试卡3英尺的发光物体，她看得非常专注，此时测试卡上字母的图像已经变得模糊，之后当她重新看测试卡时，图像又变得清晰。前文已经证明以下两种情况不能同时存在：一是视线从字母移开后字母变得清晰；二是视线从字母移开后字母变得模糊。她的视线距离物体3英尺远时，物体图像变得模糊，而距离缩短到2英尺或1英尺甚至5英寸时，获得的物体图像清晰度逐步提升。最终该患者在注视字母下部时，字母上部的图像终于变得模糊，而注视上部时，下部变得模糊。反复练习之后，患者看小字母时也会产生这种现象，最后她能够在20英尺以外看清测试卡20/10上的字母。通过这种方法，患者也能看清斯内伦测试卡上的菱形，刚刚开始时她只能在12英寸之外看清，而最后相隔只有3英寸时，她同样可以看清楚。简言之，通过上述简单的办法，她最终对所注视的点看得最清楚，也就是说，她的视力已经完全恢复正常。

近视度数越高，偏心注视度数就越高，在高度近视的病例中，由于视力在近点状况最佳，所以如果能通过训练使患者在近点的视力变差，则其视力可以得到改善。把与被注视物体的距离逐渐拉大，如果拉大至20英尺，患者可以看清物体，则偏心注视程度得到改善。一名高度近视患者说，她的注视点距离电灯越远，看到的电灯就越清楚。而如果她在近点注视灯光时反复将视线移开，很快她直视电灯时，看到的亮度会比不直视时的亮度高。经过练习，她在20英尺以外看到的直视物体图像比非直视物体图像清晰，此时她感觉眼部得到了放松，用她的话说，“这种感觉无法用言语形容”。她觉得似乎每一条神经都松弛了，整个身体感觉非常舒适，此后她的视力状况迅速提升，不久之后，在注视小字的某一部分时，就看不清楚该字母的其他部分了，此时她可以在20英尺之外看清楚这些字。

由于多数人“一朝被蛇咬，十年怕井绳”，所以一些患者故意使自己看不清东西，从而提高视力。当他们知道了上述原理，了解了眼部异常形成的原因，他们会不自觉地避免可能引起眼部异常的压力。偏心注视的程度不高时，教会患者自行提高偏心注视程度对他们的视力状况大有益处。患者自行降低自己的视力状况后，在其努力想要看清整个大写C或一整排字母时，眼部会产生不适，甚至疼痛，此时眼睛会不自觉地试图克服想要看清字母所有部分而产生的压力。

在多数病例中，如果患者脑中想着他所直视的点是最清楚的，他眼部的压力就会增加。当患者在看某物的一点、该物体的其他点不清晰时，如果患者没有想要改变这个结果，那么他注视的那一点才会最清晰。患者越放松，该物体上他看不清楚的区域就会越大，直到他直视的部分变成一个清晰的点为止。

视力范围与中心注视程度有关。患者在半英里之外看到指示牌上的文字清晰度基本相同，但如果叫他看清其中某一个字，他能够看清的会是尺寸极小的字，而患者之前甚至可能都没看到这些字。原始人的视力状况好得惊人，他们裸眼可以看到的东西，现代人可能需要用望远镜才能看得到，这就是因为他们的眼睛是中心注视。有些人能够裸眼看清木星，这并非因为他们的眼部构造比别人高级，而是因为他们的中心注视程度比多数现代人都要高。

眼睛中心注视时，不但所有屈光不正和功能性障碍会消失，而且很多机能性症状也会得到缓解或者治愈。我不可能获知所有可能发生的情况，也不会唐突地预测青光眼、初期白内障和病毒性虹膜炎能够通过中心注视的方式治愈。但事实是，在眼睛能够中心注视时，上述症状确实消失了，有时会消失几分钟，而在极个别情况下会永远消失。然而在通常情况下，若想永久治愈病症，需要进行长期治疗。包括角膜炎、虹膜炎、结膜炎、其他眼膜炎症和神经炎在内的所有眼部炎症，都可以通过中心注视的方法得到缓解，其他方式均无作用。由蛋白质中毒和伤寒、流感、梅毒、淋病等病毒引起的眼部传染病也可通过中心注视得到缓解。即使眼中有异物，只要能够中心注视，均不会产生红肿和疼痛。

由于中心注视需要大脑控制，所以眼睛的中心注视意味着大脑的集中控制，也就意味着身体的所有机能状况良好，且由大脑控制的所有身体动作均可正常完成。除视力之外，包括触觉、味觉、听觉和嗅觉在内的所有感官在中心注视下都会得到改善，而包括消化、吸收、排泄在内的所有生命活动状况也会得到提升。大脑的工作效率由此大大提高。由于已经发现了众多中心注视带来的益处，可见该课题值得进行深入研究。

第十二章

手掌遮挡法

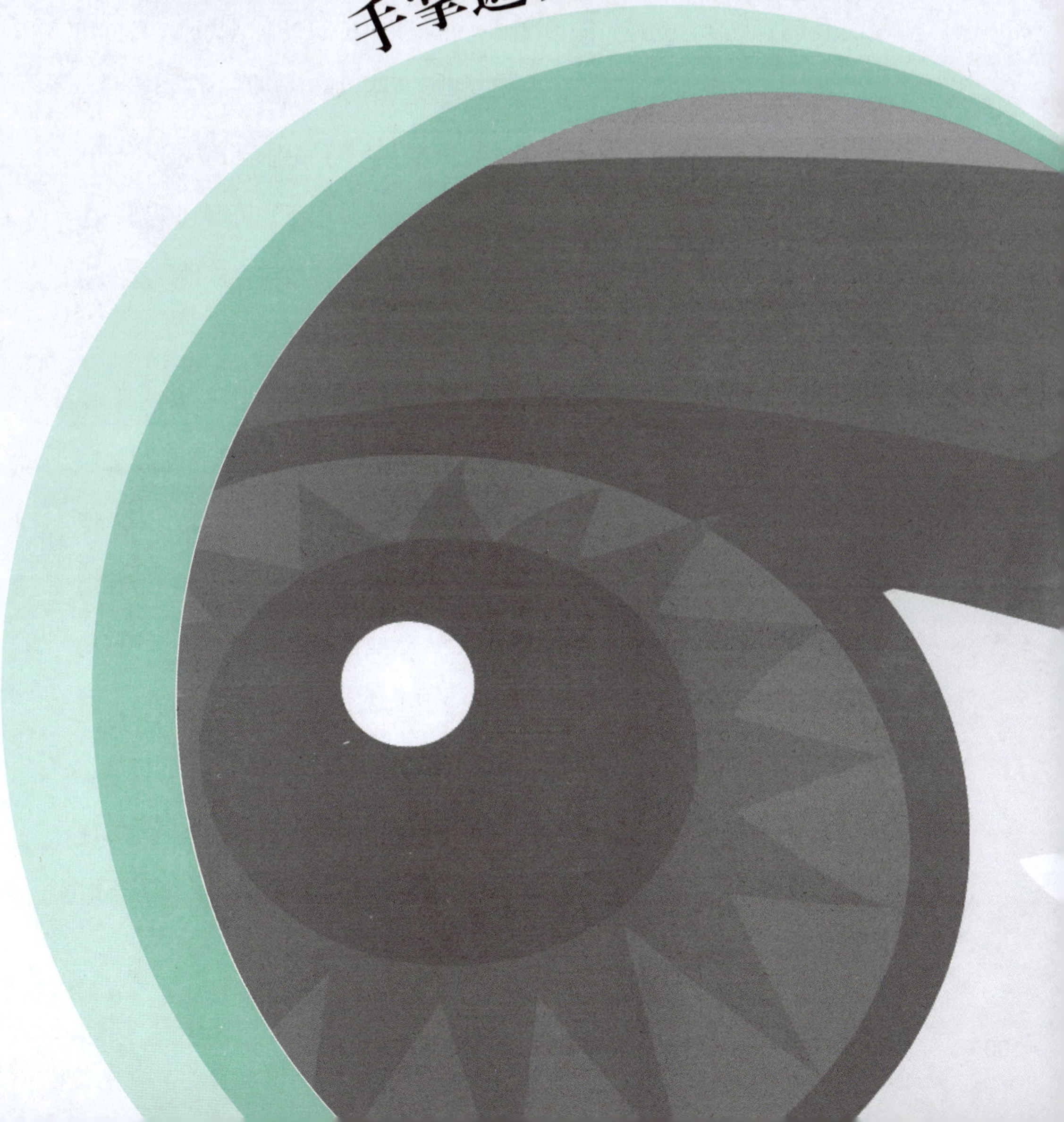

用于治疗屈光不正所有方法的基本原理都是放松眼部，多数患者发现闭上眼睛时眼部最放松。闭上眼睛后，眼部不会出现试图看清物体时产生的压力，而视力也会因此得到暂时或永久的改善。

多数患者只要闭上双眼，视力状况就会有所好转，他们闭目养神几分钟或十几分钟后睁开眼睛看斯内伦测试卡，会发现视力有短暂的提升，但仅为瞬时现象。在某些情况下，视力几乎完全恢复正常，而在极个别情况下，甚至会完全康复，而所用时间有时只有不到一个小时。

即使闭着眼睛，光线也能透过眼睑进入眼中，所以眼睛的放松程度可以有所提高，但个别情况下无法做到。要提高眼睛的放松程度，只需用双手手掌挡住眼部（手指在额头处交叉），这样就不会给眼部造成压力。我将这种方法称为“手掌遮挡法”，通过这种方式眼部压力可得到缓解，由于其十分有效，我们常常对患者使用这种方法，而多数接受这种疗法的患者眼部也会得到很大程度的缓解。

但是即使用手掌遮挡住光线，使其无法透过眼睑进入眼睛，大脑的视觉中心也可能会受到影响，眼部还是会试图看清图像，从而产生眼部压力。视神经不受光刺激时，除了一片漆黑，眼睛本应什么都看不到。但是闭着双眼的患者会看到眼前出现光亮和颜色，黑色背景上呈现万花筒的色彩，且色彩不断运动。视力状况越差，这些色彩块的数量越多、移动频率越大。但是部分有视力问题的患者使用手掌遮挡法后效果非常好，所以视力会很快痊愈。若人的大脑或身体受到干扰，如人感到劳累、饥饿、生气、担心或者沮丧时，即使使用手掌遮挡法，闭着双眼也看不到黑色背景。而在正常条件下视力没有问题的人，生病或身体不舒服时，如果不借助外物，眼前也是无法出现黑色的。

如果视力不是完全正常，眼前是无法出现黑色背景的，因为只有在视力完全正常时，大脑才会处于放松状态。但是有些患者可以轻松地让自己眼前出现这样一片黑色背景，从而提高自己的视力，而视力状况越好，黑色程度越深。据某些患者描述，用手遮挡眼部时，他们闭着双眼无法看到黑色背景，只能看见灰色的云状图像、闪光和红、蓝、绿、黄等颜色的斑点。有时患者看到的不是不动的黑色背景，而是可移动的黑色云状图像。在某些案例中，黑色背景只出现几秒钟，然后就会变成其他颜色。若患者闭上双眼并进行眼部遮挡后依然看不到黑色，可能是由多种原因导致的。

部分患者坚信眼睛闭上后眼前出现移动的彩色斑点是真实存在的，不是他们想象出来的。他们认为，如果别人闭上眼睛并以手掌遮挡眼部后看到了闪光或者彩色斑点，则一定是他们自己想象出来的，但是换成了自己，那就一定是真的。直到他们亲身验证了事实，他们才不情愿地承认，这些图像不过是想象出来的，而且不受控制。

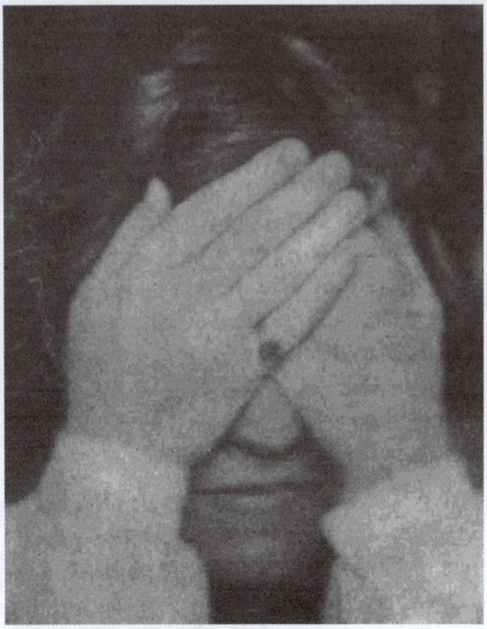

图12-1 手掌遮挡法

这是让感觉神经得到放松的最有效方法。

在较复杂的案例中，若想用手掌遮挡法取得应有的效果，则需要借助接下来几章中描述的提高视力的方法。多数患者可通过黑色物体记忆法提高视力，原因我会在后文详细描述。我们引导患者注视某一黑色物体，患者和物体的距离应为观测物体颜色的最佳距离，然后患者闭上眼睛，在脑中不断想着物体的黑色，直到其在脑中的图像和实物同样清晰。然后引导患者在脑中依然记着黑色，用手掌遮挡眼部，双手手指交叉在额头处。如果脑中成功记住了黑色，那么此时眼前的背景就是黑色的。如果颜色记忆不成功，或几秒钟后背景有所变化，则应该睁开双眼，重新注视该黑色物体。

通过这种方法，许多患者脑中可短暂出现清晰的黑色，但是大多数患者（即使视力状况并非太差）均不能轻松看到连续的黑色图像。由于患者让黑色在脑中停留的时间没有超过3~5秒，所以他们能看到黑色图像的时间也不会超过3~5秒。中心注视能够帮助这些患者改善这种情况。如果患者注视物体时，看到物体的一部分颜色比整体颜色深，则说明患者对于面积较小的区域的记忆时间比面积大的记忆时间长，也就说明患者眼部被手掌遮挡时，他们能看到黑色背景的时间比不遮挡的时间长。患者在脑内可进行转换（详见第十五章），将一个黑色物体变成另一个，也可将某个黑色物体的一部分想象成另一部分。若是脑中没有这个转换的过程（从某个局部转向另一个，或者转到另一物体之后再回归到原来的物体），则患者不可能看见、记住或想象任何图像，1秒都不可能，而这个转换的过程通常会使眼部产生压力。自认为脑中记住了黑色物体的人，事实上都无意识地把它和颜色不那么黑的物体作对比，否则物体颜色和位置就会不停地变化。虽然在脑中记住黑色超过几秒这件事听起来并不复杂，但是患者也无法做到。当患者无意识地进行脑中物体转移时，需引导患者进行有意识的自我调节。例如，可以引导他们在脑中依次想着黑色帽子、黑色鞋子、黑色天鹅绒裙子、黑色毛绒窗帘或者黑色的褶皱，并保持每个物体只在脑中存留瞬间。许多人在脑中想的是黑色的26个字母，它们按顺序快速在脑中闪现。另外一些人脑中会从某一个黑色的小型物体（或小字母）转换成另一个同样的物体（或字母），具体方法我在后文进行了详细描述（详见第十五章）。

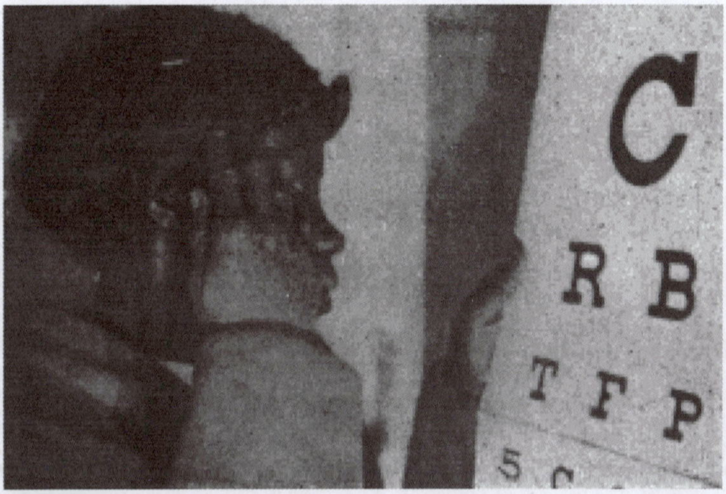

图12-2

病人患有视神经萎缩症，在用手掌遮盖其眼部后，用眼时眼内会闪现清晰图像。

在某些病例中，以下方法同样奏效：患者认为其闭眼后看到的是纯黑色时，让他记住该黑色背景上有黑色F的白色部分，F和背景颜色的黑度相同。然后引导患者脑中不要记住白色部分，而只记住其上面的字母F最黑的部分。短时间内，整个画面看起来都和记住的部分F同样黑。该过程可重复多次，每次适当增加背景的黑度。

一名患者在用手掌遮挡眼部的时候，她看到了灰色背景，由于效果十分逼真，她坚信自己亲眼见到了这片灰色背景，而不是想象出来的。然而当她想象灰色背景中有一个黑色的大写C时，灰色背景几乎完全消失，并出现2个C，然后越来越多，互相重合。

当视力状况不佳时，脑中产生的影像效果也不佳，也就是说，如果看不清，那也记不清。所有能在近点看清测试卡上菱形的人无论近视有多么严重，或者眼睛内部有多么严重的病症，其在闭上眼睛并用手掌遮挡后看到的黑色背景均比远视和散光稳定，无一例外。这是由于虽然近视无法看到任何物体的完美图像（即使在近点），但近视患者在所有距离看到的物体图像都比远视或散光清晰。然而，手掌遮挡法却对高度近视的患者效果不明显，这是因为他们不但无法看到黑色的完美图像，而且由于自身努力尝试看清图像，导致黑色在脑中停留的时间不超过1秒或2秒。其他妨碍患者看到黑色物体的眼部症状也会使手掌遮挡法变得不再有效。在一些病例中，患者看到的黑色不是黑色，而是灰色、黄色、棕色甚至是明红色，在这种情况下，患者在接受手掌遮挡法之前最好先通过其他方式提高自己的视力。失明的人通常比有视力的人更难看到黑色，但是通过回忆失明前看到过的熟悉物体，他们可能会看到黑色。一个失明的画家在刚刚开始用手掌遮挡眼部的时候总是无法看到黑色背景，但通过在脑中回想从前的黑色油画，他最终看到了黑色背景。在此之前，他一点光亮都看不到，且眼部十分疼痛，但是当他可以看到黑色背景的时候，疼痛消失了，而且在睁开眼睛后他可以看到光亮。

即使脑中的黑色物体图像黑得并不彻底，但在该黑色的衬托下，患者可以看到并记住比之更深的黑色，视力也会因此有所改善。例如，让患者在远处注视斯内伦测试卡上的某一个字母，然后闭上眼睛，在脑中回想这个字母。如果手掌遮挡法成功使眼部得到放松，则患者脑中可能出现比实际看到的字母颜色更深的黑色字母，然后在脑中回想比这个颜色更深的黑色字母，之后出现的字母颜色就会更深。这样下去，脑中的字母颜色会越来越深，而加深过的字母会在脑中转换成测试卡上字母的颜色。通过反复进行该训练，有时很快就可获得彻底的黑色，也就是说很快会获得完美的视力。闭上双眼后脑中的黑色字母阴影颜色越深，注视测试卡时就越容易记住上面的字母。

对于有些患者来说，用手掌遮挡眼部的时间越长，眼部越放松，黑色背景的颜色越深，因此患者就越容易记住和看见黑色背景。对于另外一些患者而言，手掌遮挡眼部的时间不能过长，如果过长，他们的眼部会产生压力。

然而如果刻意集中注意力让自己记住或者看见黑色背景，通常不会成功。集中注意力意味着只能做一件事或者想一件事，众所周知，这几乎是不可能的。如果强迫自己去做这件不可能的事，最后会什么都做不成。人的思维不可能只想一件事情，在众多事情当中可能有一件想得最多，而且只有当自己处于放松状态时才能把这件事想得最好。一名患者试图只看到黑色，并试图忽略脑中出现的其他颜色，那么情况会变得越来越糟，而压

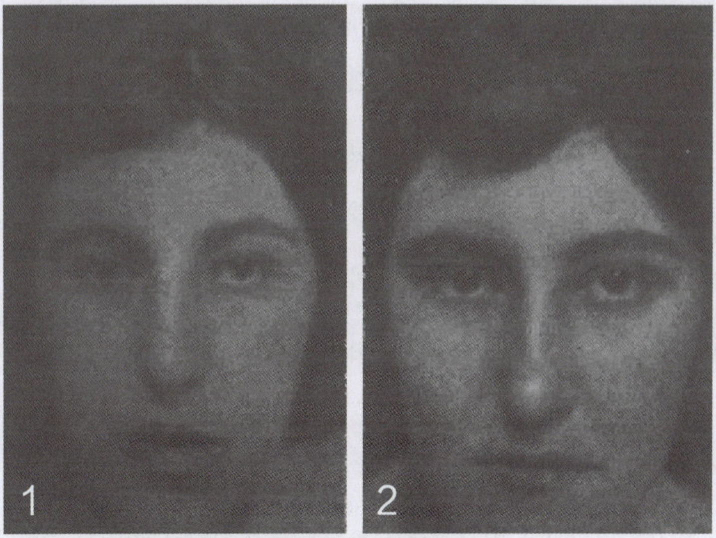

图12-3 手掌遮挡法对耳部手术的效果

图12-3.1在进行右耳乳头状凸体手术时，右侧第七条神经被麻醉，患者因此无法合上嘴唇。

图12-3.2用手掌遮挡眼部之后，患者脑中出现完美的黑色背景，她不但能够合上嘴唇，还能吹口哨。其症状被永久治愈。

力也会转变成惊慌，她的眼科医生因此每天到她的家中对其进行调整，直到该患者能够继续进行上述治疗。医生引导患者停止手掌遮挡治疗法，并且让她睁开眼睛尽量回想刚才看到的颜色，想起的越多越好。通过有意识地让大脑放松，虽然时效不长，但手掌遮挡法却对患者产生了积极作用。

某些黑色物体比其他物体更容易被记住。例如，与黑色天鹅绒、丝绸、呢绒或黑色墨水和斯内伦测试卡上的黑色字母相比，已经有证据表明表面有长绒毛的黑色物体是最佳的试验物体。患者更容易记住自己熟悉的物体，例如裁缝可能记不住其他的黑色物体，却能记住黑丝绸上的丝线。

若患者在用手掌遮挡眼部之前注视一个黑色字母，患者通常不只会记住黑色的字母，还会记住白色的背景。若黑色字母的记忆在脑中停留几秒，白色背景会消失，继而又变成黑色。

很多患者不能在脑中看到完美的黑色背景，但他们却声称自己可以。是真是假，我们可以通过用手掌遮挡眼部的结果进行分辨，如果睁开眼睛后，视力没有改善，通过把黑色物体和患者的眼睛距离拉近可以得知患者没有完全记住该黑色背景。

虽然黑色是最容易被人记住的颜色，但在黑色记忆法无效时，可采用如下方法（具体原理见第十三章）：在脑中记住多种颜色，包括明红、黄、绿、蓝、紫和白色，记住的图像尽量鲜艳。每种颜色在脑中停留的时间不可超过1秒钟，让这几种颜色在脑中循环闪现5分钟或者10分钟。之后脑中想着一块直径为半英寸的白色底块，颜色越白越好，想象背景颜色（通常为黑色）。如果想象的背景是黑色，需在脑中尝试看看是否能够想到颜色更深的东西，或者睁开眼睛试试自己是否能看到更黑的颜色。白色底块被彻底记住时，脑中出现的背景颜色会非常黑，因而患者闭上双眼后不可能看到更黑的颜色，而睁开眼睛后也看不到更黑的颜色。

在已知的放松感觉神经和视力的方法中，用手掌遮挡眼部效果最佳。若通过手掌遮挡法使眼部得到放松，且睁开眼睛后，眼睛依然处于放松状态，那么患者眼睛痊愈。同时，眼部和头部甚至身体其他部位的疼痛也会永久消失。虽然上述情况极其少见，但的确存在。若眼部没有获得完全放松，则眼睛睁开时，放松状态会消失大半，而恢复的部分视力并非永久性的。换句话说，用手掌遮挡眼部后眼部获得的放松程度越高，其效果就越持久，而睁开眼睛后，视力保持的时间就越长。如果遮挡效果彻底，那么睁开眼睛后，眼部将会处于永久放松状态，不再消失。若手掌遮挡法效果不彻底，则遮挡时眼部获得的放松只能使眼部在一段时间内处于放松状态，也就是说睁开眼睛后，视力只能短暂提升（有可能只是短短几秒）。

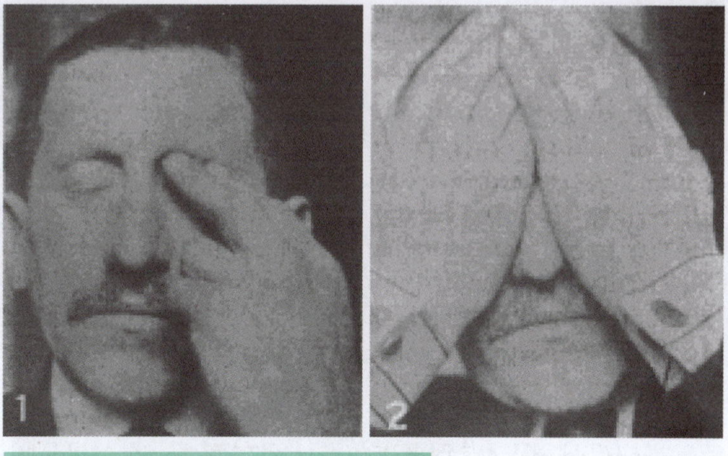

图12-4 手掌遮挡法对青光眼的效果

图12-4.1患者右眼有严重的青光眼。他被青光眼带来的疼痛折磨了6个月，且看不到光亮。他接受眼球张力测试的时候拍摄了这张照片，他感觉到这样十分困难。

图12-4.2患者眼部被手掌遮挡，他脑中出现了完美的黑色背景。半个小时之后，眼球变得柔软，不再疼痛，且患者可以看到光亮。3年之后，青光眼没有复发。

但是即使是轻微的眼部放松也很有帮助，因为只要使用手掌遮挡眼部，就有可能使眼部更加放松。

一开始就对手掌遮挡法表现出良好接受度的患者是幸运的，因为他们通常会很快痊愈。其中一个病例很有代表性，患者大约70岁，患有复性远视散光和老花眼，并有初期白内障。为了改善远视力，他已经佩戴眼镜超过40年，看书和工作时佩戴眼镜也已经超过20年。由于晶状体混浊，他现在在工作时视力不佳，即使佩戴眼镜也不足以完成工作。他咨询过的医师都说除非白内障达到成熟期后做手术，否则症状无法缓解。而当他发现手掌遮挡法对其有效时，他问：

“可以频繁遮挡吗？”

我说：“不能，用手掌遮挡眼部只是让眼睛休息的一种方法，而频繁让眼部休息没有好处。”

几天之后他又来到医院，并说：

“大夫，这真是无聊透了，但是我还是这么做了。”

“什么无聊透了？”我问。

“用手掌遮挡眼睛，”他回答说，“我已经遮挡了20个小时了。”

我表示怀疑，说：“20个小时连续遮挡不太可能，你没有停下来去吃饭吗？”

然后他说自己从早上4点到半夜12点什么东西都没吃，只是喝了很多水，一整天时间他全部用来遮挡眼睛。就像他自己说的，这真的是非常无聊，但同时也很有价值。该患者裸眼看斯内伦测试卡时，他可在20英尺以外看到最下面一行的字母。他可以分别在6英寸和20英寸之外看清小字。晶状体的混浊状况已经减轻，中部的混浊现象完全消失，其后两年没有复发。

虽然大多数患者都可通过手掌遮挡法获益，但是少部分人却依然无法看到黑色背景。而他们努力通过这种方法放松自己，只会给自己的眼部施加压力。在大多数病例中，通过使用本章中列举的某些或全部方法，用手掌遮挡患者眼部可以让他们在脑中看到黑色背景。但是如果很难看到黑色，则最好暂时放弃这种方法，待视力通过其他方法获得提升之后再重新采用手掌遮挡法。到那时，当患者用手掌遮挡眼部时，他可能可以看到黑色，但是有些患者只有在痊愈后，手掌遮挡法才会完全成功。

第十三章

记忆改善视力

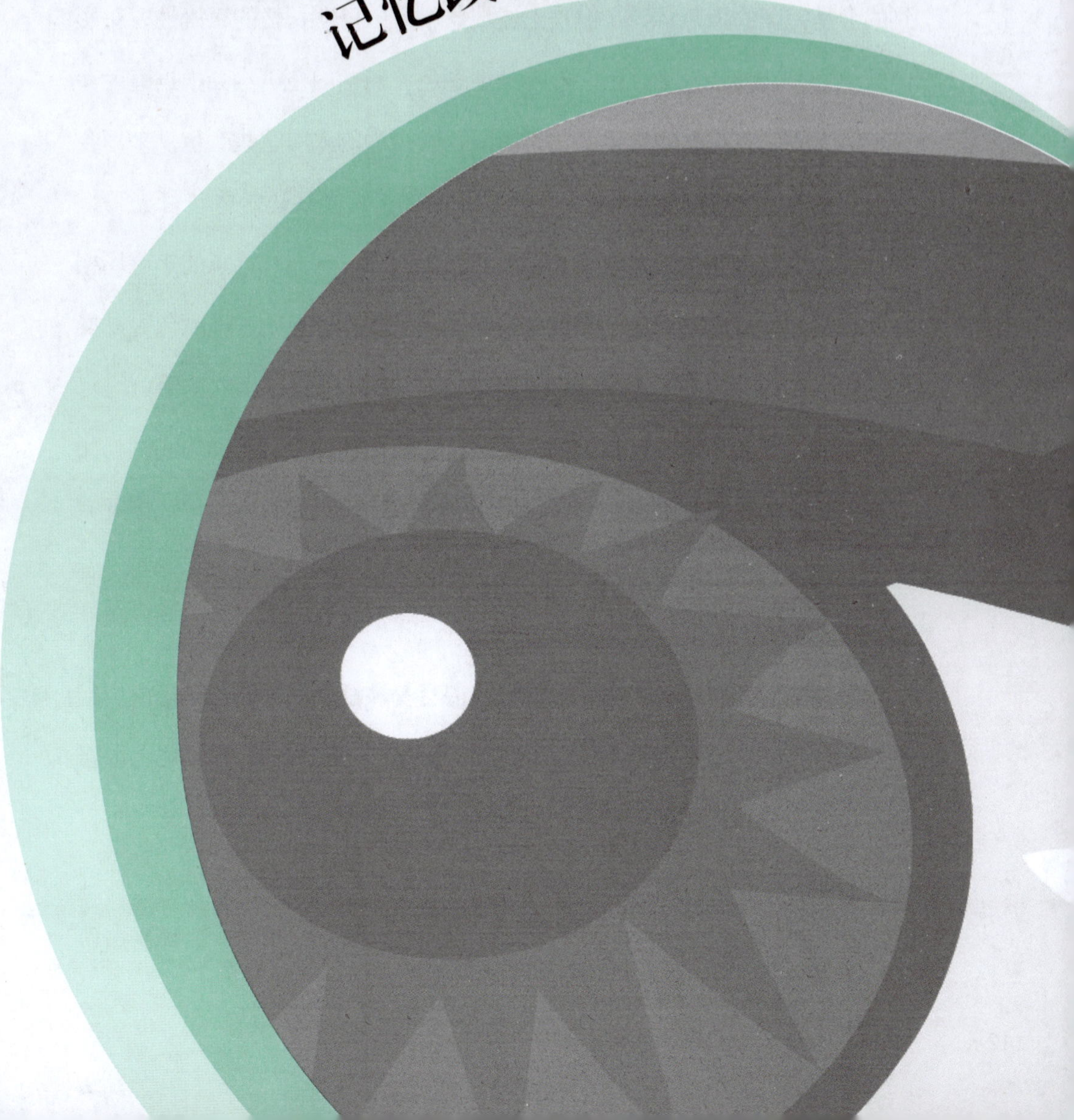

如果大脑可以完全记住感觉，那么就可以完全获得放松。在这种情况下，睁开眼睛时，视力正常，而如果闭上双眼且用手掌遮挡眼睛，患者可看到完美的黑色背景，这不足为奇。如果患者可记住手表的秒针运动，或者完全记住某种气味或者味道，证明其大脑处于完全放松状态，此时闭上眼睛并用手掌遮挡，眼前会出现完美的黑色背景。如果触觉的记忆和实际感觉完全相同，那么当手掌遮挡住灯光时，眼前只能看见一片黑色背景。如果患者可以在双眼闭合并被遮挡的情况下完全想起某段旋律，则眼前看到的会是完美的黑色背景。但是上述现象不足以证明记忆的正确性，对彩色的记忆尤其如此。除黑色之外的其他颜色（包括白色）均会根据直射在其上的光的颜色不同而发生变化，所以正常视力的人看这些颜色从来不会是完美的。而视力正常的人看黑色，无论在正常光线还是昏暗灯光下，黑色都不会发生变化。无论黑色物体的面积大小，远点和近点的黑色均相同，只是面积较小的黑色物体看起来更黑。此外，黑色比其他颜色更易操作。事实上，没有什么物体会比打印机的墨更黑，而打印机唾手可得。因此，通过黑色记忆法，人们可以对自己的放松程度进行精准的测试。如果黑色的记忆完美，则证明此人获得了完全放松。如果黑色的记忆接近完美，则此人几乎得到了完全放松。如果完全记不住黑色，则此人完全没有得到放松。

通过同步视网膜检影法，上述事实很容易被证实。完美的记忆很少出现，几乎可以忽略不计。但是近乎完美的记忆（也可称作正常记忆）很普遍，每个人都可在某种条件下获得这种记忆。患者脑中想着黑色背景时，检影镜显示所有屈光不正均被矫正。如果记忆状况比正常水平稍差，情况相反。如果记忆状况波动，检影镜中的阴影也会波动。事实上，检影镜显示的结果比患者的声明更加可靠。患者常常认为并表示自己能看到完美或正常的黑色背景，然而检影镜却显示他们眼部出现了屈光不正。在这种情况下，只需将斯内伦测试卡放到患者看上面黑色字母最清晰的位置，就可发现脑中的记忆和实际看到的图像并不相同。当眼部和大脑处于压力状态时，是不能完美记住文字颜色的。患者试图看清文字（直视、眯眼、皱眉等）或者试图看清一行文字的同时试图记住文字颜色时，产生的结果就可证明上述事实。我们会发现在上述条件下，文字颜色完全无法被记住，或者无法被完美记住。

如果患者两只眼睛视力状况不同，则完全可以通过黑色记忆的存留时间来进行判断，只需首先让患者睁开双眼注视斯内伦测试卡，然后闭上视力较好的那只眼睛。一名患者右眼视力正常，左眼视力是正常视力的一半，其睁开双眼注视测试卡时，字母图像可在脑中停留20秒，而闭上右眼后，字母图像可在脑中停留10秒。第二名患者右眼视力是正常视力的一半，左眼为正常视力的1/4，睁开双眼时，字母图像可在脑中停留12秒，而闭上视力较好的那只眼睛后，字母图像仅能在脑中停留6秒。第三名患者右眼视力正常，左眼是正常视力的1/10，睁开双眼时，字母图像可在脑中停留20秒，但闭上右眼后，字母图像只能停留2秒。换句话说，如果右眼视力优于左眼，则睁开右眼比闭上右眼时的记忆效果更好。也就是说，记忆的时长与双眼的视力差比例相同。

在眼部功能性障碍的治疗过程中，放松和记忆之间的关系有重大而实际的意义。虽然眼部和大脑都受压力影响，但二者的表现却均未反应出这一点，压力最大的人所感受到的不适反而是程度最低的。然而通过记忆黑色法，患者却可得知他自己是否有压力，也因此知道如何避免自己产生压力。无论患者通过什么方法来提升自己的视力，医生总是建议患者的脑中存留一些黑色的记忆（如黑色背景），这样他就能够发现并避免可能让自身产生压力的情况。在某些病例中，患者通过这种方式使视力在短时间内恢复正常。这种方法的一个优点就是：在一天当中的任何时间，无论患者在做什么，均不需要用到测试卡，患者可随时唤起脑中完美的黑色记忆。

不要刻意努力让大脑进入记住黑色的状态。记忆不能带来放松，放松过后才会产生记忆。只有在放松且不存在引起压力的因素时，大脑才能进入记住黑色的状态。然而我们无从解释其原因，就如同有许多其他心理现象无法解释一样。我们只知道在某种条件下，只要放松达到一定程度，黑色就可能被记住，并且如果不断寻求达成这种条件，患者的放松程度就会增强，持续时间也会延长，并最终可在不利条件下记住黑色。

对大多数患者来说，手掌遮挡法是记忆黑色的最有效方法。当试图看清物体而产生的压力由于光线被遮挡而减轻时，患者通常可以使黑色的记忆在脑中停留几秒钟甚至更久，而且处于放松状态的时间也可通过以下方法延长。方法一：患者可睁开双眼，通过中心注视在最佳视线处看黑色物体，此时眼部最放松；方法二：患者可将脑中图像从一个黑色物体转换成另一个黑色物体，或者从同一黑色物体的一部分转换到另一个部分。通过上述方法，或者通过原理未知的另外一些方法，部分患者可以在闭上双眼并用手掌遮挡眼睛后，成功地让脑中的黑色记忆停留一段时间。

患者睁开眼睛注视某空白表面，但并不努力看清任何东西，这样眼部压力会减小，而患者也因此可以记住黑色。同时，检影镜显示所有屈光不正均消失。研究发现上述结果从不发生变化，并且只要患者注视的表面空白，且其所记住或想象的物体图像完美，则该完美记忆和完美视力均会一直存在，不会消失。但是在视力改善之后，如果患者能够看清表面上的细节，或者患者脑中出现他从前看得不清楚的测试卡上的图像，努力看清物体产生的压力又会出现，而完美的黑色记忆也将消失。

当患者注视空白表面时，患者和该表面的距离不对记忆产生影响，因为患者可以时常看到这样的表面，并且不用努力看清它。然而当患者看文字或者其他细节物体时，患者看物体最清楚的位置就是记忆最佳的位置。这是因为在这个位置上，眼睛和大脑的放松程度均比该文字或细节在远处时的放松程度高，因为在远处看到的图像并不清晰。因此，通过在视力最佳位置练习中心注视并通过某种有效方法提升视力，黑色记忆时间可能被延长，在某些病例中，该时间可被快速延长。

如果患者在上述有利条件下能获得完全放松，即使患者处在不理想的位置上且患者意识到这种不利条件，这种放松状态也能持续。放松的程度通常不会十分理想，在不利条件下时（如在不理想的位置看文字或者物体），放松程度更会有所减弱。由于在上述情况下视力状况很差，因此一旦患者可以在远距离处看清物体上的细节（他们此前看不清此处的物体），其获得的放松通常就会消失，而脑中记住的黑色记忆也会随之消失。事实上，在患者意识到他的眼睛接收到了图像之前，试图看清物体而产生的压力可能已经出现，下列病例就是极好的证明：

一名年龄为55岁的女性患者有15屈光度的近视，并且眼部还有其他症状。无论在室内还是户外，她均可在1英尺之外看清测试卡上的大写C，且无需他人帮助。当该名患者注视绿色墙壁但不试图看清任何物体的时候，她脑中可以出现完美的黑色记忆，并且她在远处看到的部分绿色墙纸，其清晰度和在近处看到的相同。当她靠近墙壁时，医生要求她将手放到门把手上，她毫不犹豫地这样做了。不过她急忙解释："可是我看不见门把手。"事实上，她能把手放到门把手上就意味着她已经看到了门把手，而且看的时间不短。可是只要"看"的这个想法闪过她的脑海，她就想不起来她看到门把手这段时间的事情，同时提升的视力也消失了。所以当她再次想要看到门把手的时候，她却找不到了。

如果患者看斯内伦测试卡时可以完美记住某段时间，无论患者是否有意这么做，文字清晰度均会提升。这是因为放松和压力不可能同时存在，如果患者足够放松，并能记住某段时间，那么患者一定同时也能看清楚文字（无论是有意识还是无意识的）。患者注视的左侧文字和右侧文字以及上下两行文字的图像同样变得清晰。当患者有意识地看清这些字母时，其注意力会被分散，通常会使患者忘记自己看到了这些文字。而对于部分患者来说，如同前文所说，在他们意识到自己看到文字之前，眼部可能又会出现压力。

因此，患者常常发现自己进退两难。患者能够记住某段时间的事情，说明眼部获得放松，从而视力提高。而他们视力提高后再看物体会使他们的眼部不再放松，同时也无法记住当前看到的物体。我非常清楚要做到这一点有多么困难，但是有一部分患者却能在短短5分钟或者半小时内做到，而对另外一些患者来说，这个过程可能十分漫长。

有很多种能帮助患者走出上述处境的方法。其中一种就是引导患者记住注视斯内伦测试卡一侧（如偏离中心1英寸左右）时看到的景象，然后让患者注视的点向中心靠拢，并最终移至两行字母中间。如果患者能够做到这一点，他们直接注视某一字母时，不会失去对记忆的控制。而如果患者无法做到这一点，医生会引导他们注视字母的某一个部分（通常是字母下半部分），或者让患者想象他们看到了字母的这个部分，并注意字母其余的部分是否没有直视的部分颜色黑并且没有直视清晰。在这个过程中，患者对自己看到的物体的记忆情况要比看到所有物体清晰度相同时的记忆情况好。下一步是让患者在不忘记下半部分字母图像的情况下，注意其是笔直或是弯曲。通常如果患者可以用这种方式对这个部分单独观察，那么他就可以在不忘记物体图像的情况下看清整个字母。但有时事情也不会完全按此发展，而患者如果想要在不忘记物体图像的情况下意识到自己能看清字母的所有部分，就需要进行进一步的练习。练习会花费一些时间，可能需要几分钟、几小时、几天甚至几个月。在一个病例中，以下方法被证明有效：

一名男性患者近视屈光度为15，当医生引导他的视线远离斯内伦测试卡时，他记住了看到的物体图像，且视力也随之提升，但是当他发现可以看清文字和其他细节时，他感到十分困扰。此后的一周内，他总是试图躲避变得清晰的图像。由于这段记忆有所改善，所以要他避免看到清晰图像就变得难度更大，于是一周之后，他只能接受自己能够看清文字和细节的这个事实。此时他在20英尺之外注视测试卡上最后一行文字时，他能够完美地记住他看到的文字，当我问他是否能够看清楚时，他说：

“我能看到，但是我真不想看清。”

有些患者故意推迟他们痊愈的时间，他们不会老老实实地把看到的图像记在脑中，而是会在脑中对图像进行修饰。这种做法不会给患者带来任何好处，相反，会促使其产生压力。如果患者把测试卡上的黑色字母的某一部分当作整体的一部分来看，那么他会很容易在脑中记住这个图像，这是因为在看黑色字体的某一部分时看得最清楚。但是如果注视的物体表面不是黑色，那么患者就不容易记住这个图像，因为大脑不容易记住其他颜色的图像。

患者能记住的黑色区域面积越小，表示患者放松的程度越高。但是有些患者却在刚开始时更容易记住面积大的黑色区域，如斯内伦测试卡上有些字母的一部分比另一部分黑，这些患者会首先记住这样的字母。他们刚开始时可能会记住大写C，然后逐步过渡到稍微小一点的字母，最后会记住句号。然后患者会发现，相对于面积较大的黑色区域，他们更容易记住面积较小的黑色区域，而且记住的黑色颜色更深。有些患者发现和句号相比，他们更容易记住冒号，而且冒号其中一个点比另一个点黑，或者更容易记住一组冒号，其中一个冒号的黑色比其他的更深。这样的患者也有一部分更容易记住字母i或j上的点。另外，还有一些患者容易记住逗号。刚开始时患者发现把脑中记住的图像从一个黑色区域转换到另一个黑色区域是很有效的方法，他们能够感受到这种转换带来的摆动或振动（详见第十五章）。但是当患者可以完美记住图像时，该图像会处于静止状态，患者无需刻意转换。只有当患者意识到他在脑中看到完美图像时，该图像才会出现摆动。

虽然黑色是最容易记住的颜色，一些患者还是认为这很无聊，不愿意这么做，因此选择记住白色或者其他颜色。熟悉或令人愉快的物体总是比令人不感兴趣的物体更容易使患者记住。一名患者通过记住黄色的金凤花而痊愈，另外一名患者在什么都无法记住的时候只要脑中想着她戒指上的白色宝石就能成功让该图像在脑中停留。患者认为最容易记住的物体是最有效的，因为只有当患者不费力时，记住的图像才是完美的。

一旦患者习惯了这种图像记忆，这不但不是一种负担，反而对其他的大脑活动有益。大脑对一件事的记忆优于其他事情时，会产生大脑中心注视，从而记住这件事的效率会提高，这同眼部的中心注视提高视力的原理相同。换句话说，大脑休息的时候效率最高，且只有对一件事的记忆优于其他记忆时，大脑才会处于休息状态。在这种情况下，如果大脑能够完美地记住一件物体的图像，那么对其他物体的记忆力也会有所提升。

一名患者是高中女生，当她在考试中想不起答案时，她会回想之前记住的黑色背景，然后就想起了答案。我想不起患者姓名的时候，我也让脑中想起黑色背景，然后患者姓名就自然出现在脑中了。视力极佳的音乐家能够完美地记住黑色背景，并且总是能牢牢记住曲谱。然而视力状况不佳的音乐家却无法在脑中唤起完美的黑色背景，因此如果他不看曲谱就无法演奏音乐，只有当视力和图像记忆正常的时候，他才可以不用曲谱演奏音乐。在一特殊的病例中，由于患者试图看清测试卡上的字母，其眼部产生了巨大压力，以至于患者说他们不但想不起刚刚看过的物体，而且也想不起自己的名字。

患者不只可以通过将记忆和视力作对比以获得精确度，还可通过以下方法进行测试：

完美的记忆只是瞬间出现，如果想起某个图像需要几秒钟甚至更久，那么这段记忆就是不完美的。

完美记忆不但是瞬间出现，而且是连续出现。

记忆完美时，完美视力也会瞬间出现。如果注视某物体一两秒钟之后患者才能看清该物体，说明这段时间的记忆和视力均不完美。

记忆质量是判断大脑是否放松的标准，通过这种方法，患者可以得知其眼部和大脑是否处于放松状态。这同发动机的蒸汽压力表原理类似，虽然与机械无关，但机械的工作原理确实给了我们很大启示。当脑内出现黑色背景时，说明眼部发动机运行状况良好。当黑色背景渐渐散去或者消失，我们知道发动机出现故障，需要修理。修理完成后，患者眼部不再需要进行调整，就像机械发动机恢复正常的时候，工程师不会再用到蒸汽压力表一样。一名患者通过本书的方法获得了微观视力和远望视力，一个对不戴眼镜治疗屈光不正非常感兴趣的人曾问过该患者几个问题，患者回答时说，他自己不但没有做过任何预防病情反复的措施，而且忘记了自己是怎样被治好的。

提问者对这个答案并不满意，尽管如此，他还是用这名患者的话来说明观点：当患者视力恢复正常后，虽然继续治疗仍有好处（因为正常视力也还有提升空间），但患者无需有意识地做任何事去维持视力。

第十四章

想象改善视力

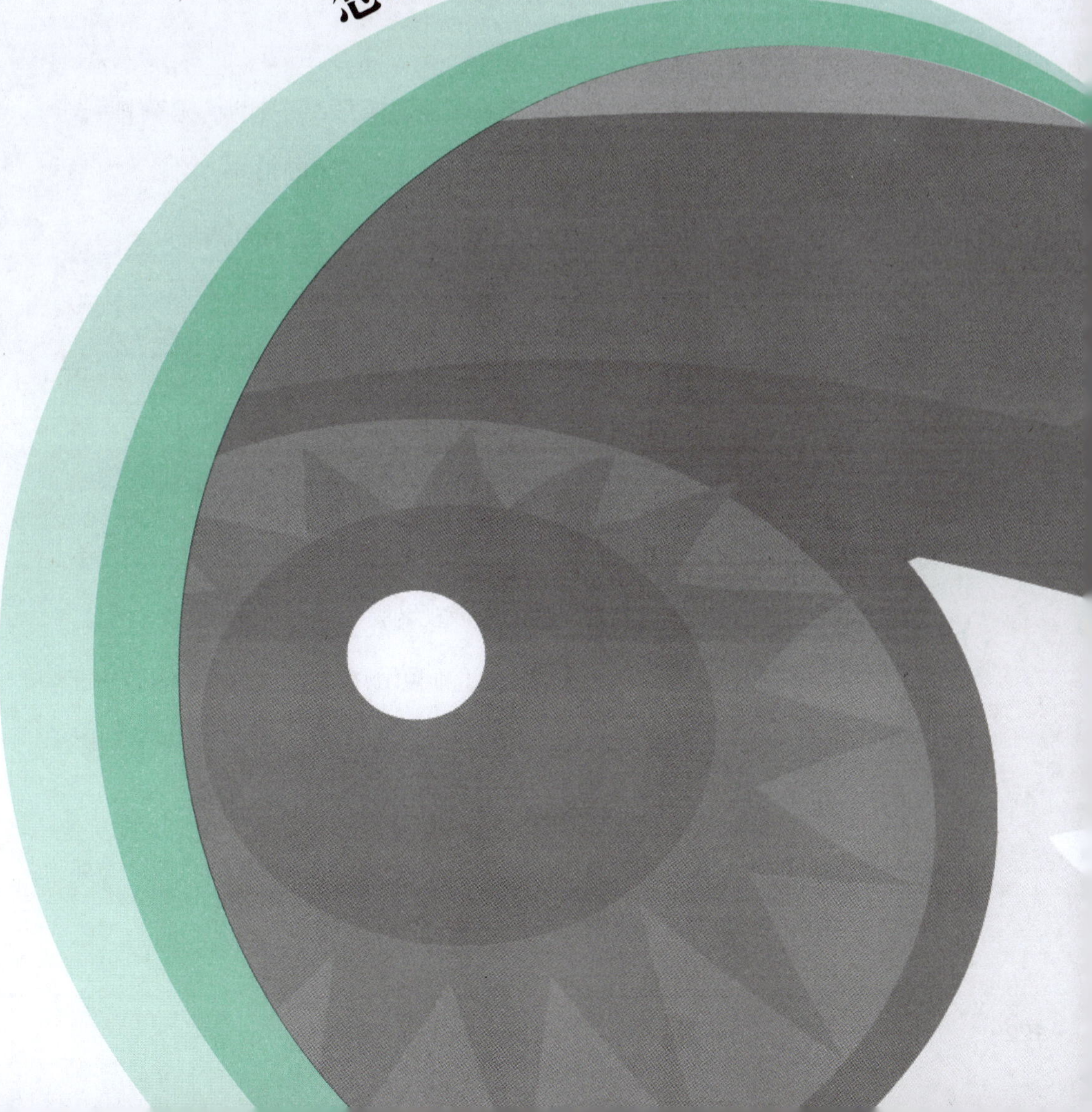

人类看物体大部分依靠大脑，少部分依靠眼睛。大脑对视网膜上的反射图像进行处理后产生了视觉现象。我们看见的不是反射图像本身，而是经过我们对该图像处理后得到的结果。我们对尺寸、颜色、形状和位置的印象与大脑对视网膜上反射图像的解读有关。即使视角和视网膜上的反射图像相同，在高处看到的月亮还是会比在平地看到的月亮小，这是因为人站在平地时，会无意识地把月亮和周围物体进行比较，而在高处时，周围没有物体可以用来比较。成为新水手的人看到站在建筑物或者轮船上的人身形很小，但是出海多年的水手看这些人却是正常大小，这是因为老水手已经习惯在这种条件下看人了。

拥有正常视力的人通过记忆和想象来辅助视力。当视力状况不佳时，不但眼睛本身会出现问题，记忆和想象同样会出现不同程度的影响，以至于大脑会把视网膜上本就不完美的反射图像进行解读，使其清晰度下降。没有任何两个正常视力的人看同一物体时产生的图像是相同的，这是因为他们每个人的性格不同，从而对各自视网膜上的反射图像解读不同。而当视力状况不佳时，不同的患者对其解读更是千差万别。这说明屈光不正事实上是由大脑失控引起的。眼睛不聚焦时，大脑的注意力也不集中。

通常理论认为，屈光不正的患者出现的视力异常大部分是由该屈光不正引起的，但是其中也有一些是由大脑或视网膜疾病引起的。散光会引起图像重影（双影），有些散光患者表示他们可以看见多个影像，而另外一些散光患者可能看物体时完全不会出现多个重叠图像。由于这些重影可以通过眼部放松来消除，所以可以推断这不是由器质性疾病引起的。

把没有对准焦点的照相机镜头上影像和大脑注意力不集中时产生的视觉图像作对比时，可发现二者有很大不同。照相机没有对准焦点时，黑色总是会变成灰色，并且照片的轮廓总是会变得模糊。焦点未对准时，屏幕上出现的黑色字母的所有部分的模糊程度相同，调节焦距过后，图像各部分的清晰程度也相同。而眼睛没有聚焦时，无论焦点是否变化，患者看到的图像总是发生变化。看到的物体总有一部分比另外一部分颜色更灰，灰色的阴影和位置均可在短时间内发生较大变化。此时患者看到的字母可能一部分是黑色，而另一部分是灰色。患者对于物体的某一部分轮廓可能比其他部分看得更加清楚，且有可能垂直线是黑色而对角线是灰色，或者对角线是黑色而垂直线是灰色。此外，患者看到的灰色可能变成棕色、黄色、绿色甚至红色，照相机是不可能发生这样的变化的。患者也可能在白色背景上看到黑色、灰色斑点或者在黑色背景上看到白色斑点。

照相机没有聚焦的时候，照相机屏幕上的图片总是比对准焦距之后产生的图片尺寸要大。而眼睛没有聚焦时，看到的物体尺寸可能比正常尺寸大也可能比正常尺寸小。一名患者在10英尺以外看斯内伦测试卡上的大写C比他在20英尺和4英寸处看到的尺寸都小。有一些患者在20英尺之外看到的大写C却比10英尺处要大，而另外一些患者看到的却更小一些。

人眼没有聚焦时，患者看到的物体通常是扭曲的，且物体的位置看上去也常常发生变化。物体在患者眼中可能出现两个、三个或者多个图像，同时有可能同一物体的某一部分有多个图像，而另一部分却是正常的一个图像。上述多个图像的位置有时固定不变，有时却发生改变。照相机焦距未对准时则不会发生这种情况。

让两台照相机不聚焦，且保持其不聚焦的程度相同，那么这两台照相机拍出的照片的不清晰程度完全相同。但是如果让两名患者的眼睛不聚焦并保持程度相同，虽然两人视网膜上的反射图像类似，但是两人大脑对各自图像的诠释则截然不同。若让一名患者的眼睛两次不聚焦且保持程度相同，其大脑对每次图像的诠释同样也不相同。若视力正常的患者通过能改变其屈光的镜片来看物体，其看到的灰色和模糊区域是统一且不发生变化的。而如果眼睛本身的屈光不正程度和戴上眼镜后产生的屈光不正程度相同，那么患者看到的图像不统一，且会发生变化。

患者应当了解这样一个常识，这些视觉像差（本书后面几章会详细讲解）只是错觉，且不是由眼睛本身引起的。通常如果知道了某件事是幻觉，那么一般人就不会想要再看到它。所以当患者意识到自己看到的图像只是幻觉，他就可能控制自己的想象力。因为如果不完全放松就不会出现完美的想象，所以完美的想象不但能够纠正大脑对视网膜反射图像的错误解读，而且能够矫正屈光不正。

想象力和记忆力有关，但区别却很大。想象受记忆影响，因为人们只有记住一件事，才能在脑中对其进行想象。举例来说，如果没见过日落，就想象不出它是什么样子的。如果人在脑中想象太阳是蓝色的，那么通过同步检影镜观察，他的眼睛会出现近视。只有大脑处于完全放松状态时，想象和记忆才会完美。因此想象和记忆状况均良好时，视力状况就会良好。事实上，想象、记忆和视力的状况是一致的，这三个因素中只要有一个状况良好，则剩余两个就会正常，若其中有一个状况不佳，则其余两个均为不佳。若患者能够完美地在脑中想象一个字母，则其就能够看清这个字母，而且该字母周围的文字也会变得更加清晰，这是因为人眼不可能在有压力且视力不完美的情况下想象自己看到了完美的文字，也不可能在这种情况下放松。如果患者能在脑中完美想象某字母的下半部分图像，那么他就可以完美看清这个字母，这是因为不可能把想象的完美图像放到一个不完美的字母上。然而，在

第十三章中我已经提到，人看物体的时候可能是无意识的。在一些病例中，患者可能在脑中完美地想着某个物体的图像，但却没有意识到自己看到了这个物体。而当他们意识到自己看到了这个物体的时候，脑中可能就不会再出现该物体的图像了。

有些患者相信自己可以在脑中想象出字母的图像，且想象的同时不会努力要看清文字，也不会把自己想象出来的字母和看到的字母作比较（否则会引起眼部压力），医生在对这样的患者进行治疗时，常常借助患者自己的想象而取得理想的效果。有些患者成功地在脑中想象自己看到了清晰的黑色字母之后，立刻就能看到测试卡最下方一行的所有字母。然而，当大多数患者的视力由于脑中的想象而提升时，注意力也由此被分散，从而又失去了想象画面。完美想象字母是一回事，能够看到该字母和其周围字母而不失去对想象的控制又是另一回事。

在近视的病例中，下面的方法通常很有效：

首先让患者在视力最佳点注视一个字母，然后闭上眼睛，在脑中回想这个字母。重复这个步骤，直到脑中记住的图像和真实看到的图像几乎相同。在距离斯内伦测试卡20英尺之外注视测试卡旁边1英尺处的空白表面，然后回想那个字母。在6英寸和3英寸之外重复上述步骤。最后注意测试卡上字母的样子（也就是在偏心注视区域的字母）。如果此时记忆依旧良好，这些字母会变成暗黑色而不是灰色，而距离中心注视点最近的位置会比稍远的位置更加黑。然后逐步减小中心注视点和字母的距离，直到这两点最终重合之后，患者看到的字母和脑中出现的字母完全相同。患者练习的时候，偶尔在闭上并遮挡眼睛之后能够完美地记住黑色字母。患者通过这种方法获得的放松对他看测试卡上的字母很有帮助，并且能够帮助患者学会自主地控制大脑。

对这种方法有效的患者在完美想象字母的时候并未意识到自己看到的是不完美的图像，但是在感觉到自己视力因想象而提升的时候，他们的注意力并未被分散。很多患者在闭上眼睛时或者望着他们看不到字母的某处时，脑中回忆的图像很完美。可是一旦他们看到了字母，他们的眼部就会产生压力，并且失去对脑中记忆的控制。因此，由于想象以记忆为基础，他们就没有办法想象自己看到了字母。对于这样的病例，我习惯使用在第十三章中描述的方法。我会对患者说：

“你能在脑中想象这个字母的下半部分是黑色的吗？如果图像非常清晰，你能想象自己是看到了这个字母吗？”

有时他们能够做到，但是大多数患者做不到。当我要求他们在脑中想象字母的一部分时，他们通常想的都是字母的下半部分。当他们想象的这个部分根据不同字母可直可弯时，他们脑中就可以想象该字母的侧边和顶部，且不丢失下半部分的图像。可是即便如此，他们在能够想象整个字母之后可能还是会失去这个图像。他们可能需要别人把测试卡拿得近一些，然后再慢慢拿远。因为如果注视的表面上有东西可以看的话，随着患者离最佳视力点越来越近，患者脑中的图像清晰度也会提升，这是因为在最佳视力点，眼睛最放松。当这个表面上没有可以看的东西时，距离就可远可近，因为患者没有努力要看清什么东西。

为了鼓励患者让他们想象自己可以看见字母，我需要不断地对他们说：

“你当然看不见字母。我不是让你看到它，只是叫你想象着自己能清晰地看见这个纯黑色的字母。”

当患者借助自己的想象力看到熟悉的字母之后，他们就可以用同样的方法看到不熟悉的字母。一旦患者可以把字母的某一部分想象成纯黑色，他就可以完美地看清字母，只不过这一过程在初期可能会很短暂，患者注意不到。

在努力分辨不熟悉的字母的过程中，患者发现除非脑中想象的是字母真实的样子，否则图像不可能完全清晰。如果某个字母（或该字母的某一部分）被患者在脑中想象出的图像与真实的样子不符，患者脑中出现的图像会模糊而且不稳定，就如同肉眼看不清字母时的情况一样。

能够干扰人大脑想象的方法有很多，使想象的图像不清晰的方法也很多，但是使其完全清晰的办法只有一个，这个方法非常简单，大脑中的图像出现的速度和人的想法一样迅速，且或多或少可以使其持续一段时间。而使图像不清晰的方法很难，在这种情况下，图像出现得很慢，并且经常变化而且不连贯。要说明这一点，可以让患者首先闭上眼睛想象或记住某一纯黑的字母，然后想象这个图像变得不清楚。患者可顺利完成第一步，但是第二步却很难完成，要使脑中图像清晰的轮廓变灰、出现毛边并且变得模糊是一件非常困难的事情，同时患者脑中的图像也不会持续出现。字母的颜色、形状和位置均会发生变化，就如同视力不佳的人看到的实物图像一样。而与不完美视力的眼部压力会导致不适和疼痛感类似，患者如果努力使脑中的图像变得不完美，他同样会感到疼痛。相反，脑中的字母图像清晰度越接近完美，其出现的速度就会越快，也会越稳定。

想象能够使眼部症状不可思议地痊愈。一名患者本身是一名医生，他戴眼镜已经超过40年，他在20英尺以外裸眼看斯内伦测试卡的时候，甚至看不到大写C。然而在他想象自己看见黑色字母15分钟之后，他就痊愈了。眼科医生让这名患者描述他裸眼时看到的大写C，他说该字母看起来是灰色的，且C的开口处好像被灰色的云状物遮挡，从而他只能靠猜测得知到底有没有开口。然后医生告诉他这个字母是纯黑色的，开口处是纯白色，且没有灰色的云状物对其进行遮挡，之后医生把测试卡拿到离他很近的地方，让他自己确认上述描述没有错误。此时再让患者在20英尺之外看这张测试卡，由于他已经完全记住了字母的黑度，所以在他脑中出现了刚刚看到的字母C的完美图像：C是纯黑色的，开口处是纯白色。这时他裸眼看到的C是完全清晰的且是纯黑色的。之后他又通过同样的方法看到了20/70线上的字母，然后他开始看测试卡上处于下半部分的字母。5分钟之后，该患者能在20英尺之外看清测试卡上的一行字母，而正常视力的人看清测试卡上的这行字母是在10英尺之外。接下来医生让他看菱形字母，他看到的是一片灰色，看不清任何一个字母。然后医生引导他想起这些字母都是黑色的这个事实，他立刻就想起了之前在近距离处看到的字母的样子，然后他就能在10英寸以外看清测试卡上的菱形字母了。

可以解释上述现象的只有两个字：放松。当患者想象他看到了纯黑色字母时，他身体的所有神经都处于放松状态，而当他意识到自己真的看到了测试卡上的字母时，他还是能够控制自己的想象力，因此患者的眼部才没有产生压力，才能切实地看到和自己想象中一样的字母。

患者的症状不但没有反复，而且视力不断提高。1年之后，我又在他自己的诊所拜访了他，并问他最近进展如何。他回答说他在近点和远点的视力状况都非常好，他能在哈德逊河岸的这一边看到对岸的车和车里的人，并且能够裸眼看到河里的船上的文字，而其他人要通过望远镜才能看到这些文字。同时他看报纸也没有问题，为了向我证明，他拿起了一份报纸，把上面的一段文字读给我听。我非常震惊，问他是如何做到的。

“我只是按照你告诉我的事情做罢了。”他说。

“我让你做什么了？”我问。

“你告诉我每天都要看斯内伦测试卡，我就照做了，你还告诉我每天都要看小的文字，我也照做了。”

另外一名患者近视程度很高，并同时患有视神经萎缩，许多眼科医师告知他，他不可能痊愈，然而他每天通过想象的方法进行治疗，却使视力每日有所提升，有一天他在办公室里激动得不能自已，他拿起了测试卡，把它远远地抛了出去。

“真实的感觉真是太好了，”他兴奋地说道，“我简直不敢相信，这就像是患了绝症之后被治愈一样让人无法相信。”

等到他平静下来之后，医生鼓励他继续进行这种治疗。最终这名患者视力恢复正常，他可以看清测试卡上的小字母，然后他开始阅读印刷文字。当他看测试卡上的菱形字母时，他立刻说自己看不到上面的字母。然而在他尝试了提升远视力时使用的方法后（把测试卡放在6英寸之外，然后想象测试卡上的文字），经测试，他的脑中出现了清晰且纯黑色的小文字。然后他又变得激动不已，医生问他“怎么了？”他说：

“我看到上面的小字了！我简直太兴奋了，我已经控制不了我的情绪了！”

在另外一个病例中，一名女性患者有高度近视，并患有初期白内障，她通过这种方法把原本0.015的视力提升至了0.4。但是她没有一行一行地向下看斯内伦测试卡上的文字，而是直接从20/50线跳到了20/10线。然后把测试卡拿到离她更近的地方，并要求她在3英寸之外（她的最佳视力点）看上面的字母O，并让她在脑中想象测试卡最下面的一行字母，且这行字母的黑色最深。当她在近点做到这一点时，把测试卡逐渐拿到更远的地方，直到她在3英尺处能够看清字母O。然后医生把测试卡放到10英尺之外，这时她说：

“医生，这根本不可能！字母太小了，虽然如果我能看到的话会很棒，但还是让我先看大一点的字母吧。”

尽管如此，她在15分钟之内就在距离测试卡20英尺外看到了上面20/10线上的较小的字母O。

第十五章 视线的切换与摇晃改善视力

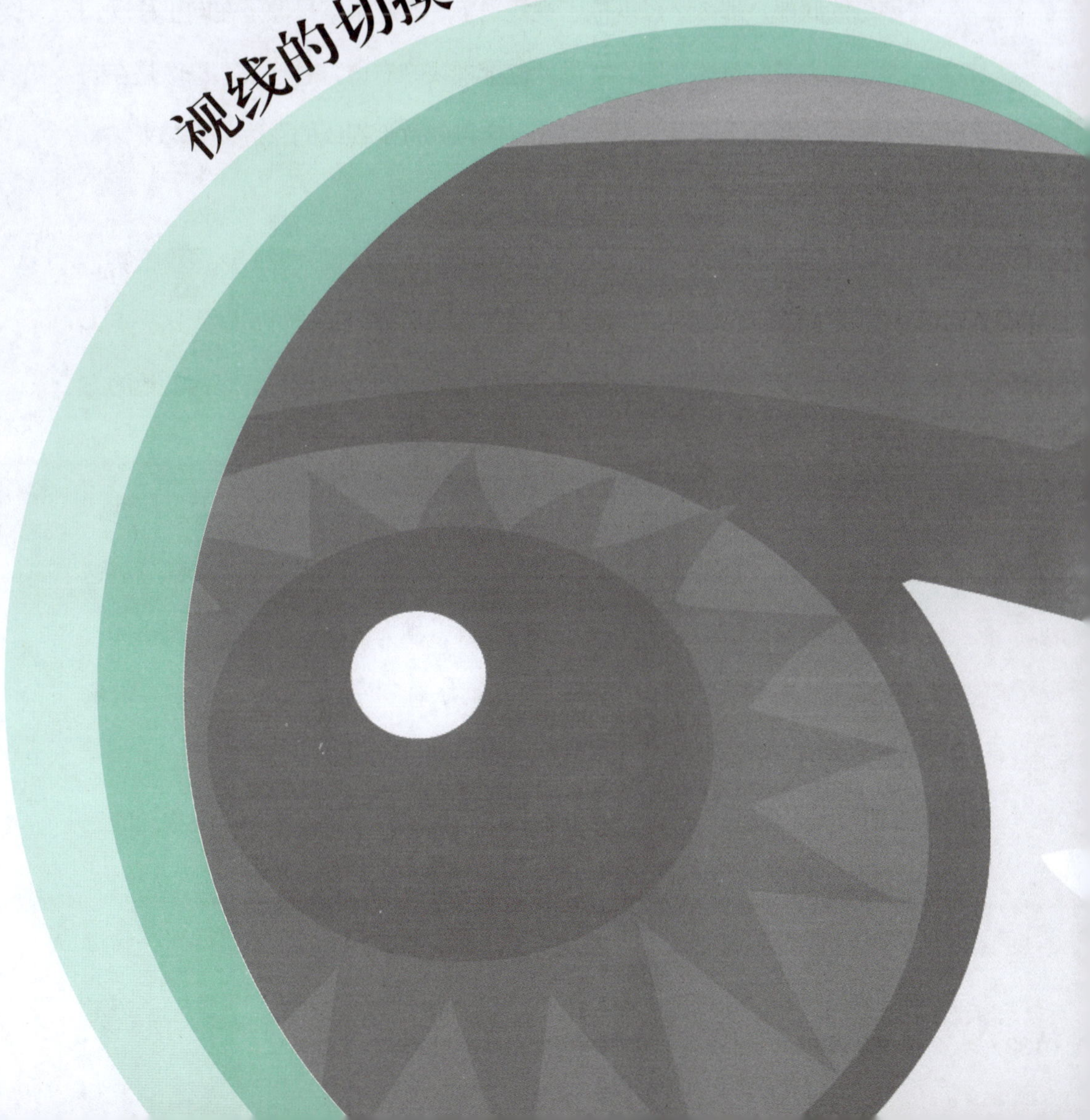

当视力正常的眼睛从近处或从远处看一个字母时，字母可能会看起来跳动或向各个方向移动，如左右移动、上下移动或是斜向移动。当视线从斯内伦测试卡上的一个字母切换到另一个字母，或从一个字母的一侧切换到字母的另一侧时，不管是字母本身，还是整行字母，整个测试卡看起来可能会出现左右移动的现象。这种显著的移动是由于视线的转移造成的，而且通常与视线移动的方向相反。如果一个人看一个字母的上端，那么字母就位于视线之下，因此看起来字母好像是在向下移动；如果一个人看的是字母的底部，那么字母就位于视线之上，看起来字母像是在向上移动；如果一个人看字母的左侧，字母就位于视线的右边，看起来字母像是在向右移动；如果一个人看字母的右侧，字母就位于视线的左边，看起来字母像是在向左移动。

视力正常的人很少意识到这种幻影，而且对他们来说，这很难证实，但是任何情况下，我观察到他们总能够在很短或很长的时间做到这一点。当视力有缺陷时，这些字母可能会保持静止不动，或与眼睛保持一致的方向移动。

所有人都不能将眼睛注视某一点超过1秒钟。如果眼睛尽力这样做，眼部就会紧张，视力也会下降。通过试着尽可能地注视字母的一部分，这一点就很容易被证实。不管视力多好的人，视力很快就会开始变得模糊，甚至消失。有时候，长时间注视一个地方还会产生疼痛感。对于少数例外的人来说，他们可以注视某一点很长时间；这些人认为自己在注视着一点，但是这仅仅是因为他们意识不到自己视线的转移，因为视线移动的速度很快，使得物体在同一时间里看起来是相似的。

对于正常视力的眼睛，视线的切换是不易被察觉的，但是通过检眼镜对眼睛的直接观察可以说明这一点。如果一只眼睛接受仪器的检查，而另一只眼睛直视着前方的一小块区域，接受检查的这只眼睛会随着那只眼睛的移动而移动，此时接受检查的眼睛像是在向各个方向移动的，沿着多变的轨道左右移动或上下移动。如果视力正常，这些移动是极快的，眼睛看起来没有任何努力。反之，视力有缺陷的眼睛视线转移比较慢，运动范围较广阔，运动看起来急促，伴有明显的努力。

也可以看到眼睛的移动速度非常快，甚至连检眼镜都无法测量。一只视力正常的眼睛在10英尺或15英尺的距离处，在昏暗的光线下，可以看到斯内伦测试卡上最底部那一行的14个字母，这是因为眼睛视线移动的速度非常快，就好像这14个字母能够一起被看到。同时也可以看出，为了能够在这些条件下认出这些字母，眼睛要在每两个字母之间进行大约4次的移动。在近处，即使只看清了一个字母的一部分，其余的部分也很容易认出；但是在远处，只有视线上下、左右移动才能够认出这些字母。同时，视线要从一个字母切换到另一个字母，在1秒内，切换的频率要达到70次左右。

斯内伦测试卡上一行小字母的长度不到1英尺，高度为0.25英寸；如果想要在1秒内看清所有的字母，要进行70次视线的切换，那么如果想看清一块动画屏幕大小的区域，并且辨认出画面中的一切细节，比如人、动物、房子或树，就要进行上千次的视线切换；如果想要看清16块这样的区域，那么视线就必须像我们在看动画片时一样切换，其速度将会超乎我们的想象。然而，必须要承认，当前动画的捕捉和放映移动图片的速度太低了。有关专家指出，如果速度提高到每秒20、22或24次，那么结果会更令人满意。

人类的眼睛和大脑不仅能够毫不费力地做到如此迅速的切换，而且只有当眼睛能够完成这样的切换时，眼睛和大脑才能够得到休息，这样大脑和眼睛的效率也会达到最高。确实，眼睛的每一次运动都会导致屈光不正的产生；但是当运动的时间很短时，产生的屈光不正是轻微的，而且，此时视线切换的速度非常快，屈光不正持续的时间很短，就连检影镜都检测不到。只有当眼睛的切换速度降到每秒4~5次，人们才会察觉到它的存在。通常，眼睛休息的时间比产生屈光不正的时间要长得多。因此，当眼睛正常切换时，是不会有任何屈光不正的存在。眼睛无意识地切换的速度越快，视力就越好；但是如果一个人有意识地加快眼睛的切换速度，就会导致紧张的产生。

正常视力的眼睛总会有持续不断的切换，而且这种切换能很好地证明心理控制对正常视力来说必不可少。眼睛持续不断地切换需要完美的心理控制，来实现在1秒钟内思考成千上万的事情；每一点都要分别思考，因为同一时间思考两件事情，或一个事情的两个部分都是不可能的。有缺陷视力的眼睛会试着通过相当长的时间盯着某一点，也就是说，通过凝视来完成这些不可能的事情。当眼睛看到一个奇怪的字母，并且没有看清楚时，眼睛为了将其看清楚，会一直尽力去看。这样的努力通常是失败的，而且这是导致缺陷视力的重要原因。

因此，改善视力最好的办法之一就是有意识地模仿正常视力的无意识切换并且做到这些切换产生的明显的运动。无论是正常视力还是有缺陷视力的眼睛，有意识地切换与摆动对于眼睛都有很大的帮助和益处；因为它不但能够改善有缺陷的视力还可以改善正常的视力。对于有缺陷视力的眼睛，如果恰当地切换视线，眼睛可以像用手掌遮住眼睛使眼睛得到休息那样得以休息，这样可以减轻甚至是矫正屈光不正。

正常视力的眼睛从未试图在超过1秒钟内注视一个点，当眼睛切换视线时，正如第十一章中解释的“中心注视”那样，它总是看到先前看到的点变得模糊。当眼睛停止快速切换使之前看到的点变得模糊时，眼睛视力也会变得不正常，从而摆动或被停止或被延长，或（偶尔）被逆转。这些事实是通过切换治疗眼睛的基本原理。

为了使之前的注视点看起来变得模糊，有缺陷视力的眼睛需要比正常视力的眼睛视线移开更远的距离。例如，如果眼睛只切换1/4英寸，之前的注视点可能看起来会同样清楚或者更清楚；这样的切换无法使眼睛得到休息，紧张感就会增强，视线没有任何摆动，视力就会下降。在2英寸距离处，眼睛能够释放之前看到的那一点；并且如果哪一点都不被注视1秒以上，眼睛能够通过这样的切换得到休息，摇晃的幻影会随之产生。切换距离越短，益处就越大；但是即使是一个很长距离的切换——达到3英尺或者更多——对那些不能完成稍短距离切换的人也是有帮助的。相反，如果患者能够完成短距离切换，那么长距离切换就会导致视力下降。视线的摆动是眼睛顺利进行切换的证据，而且视线的摆动可以帮助视力获得改善。同时，视线的切换不一定会改善视力，但是摆动幻影的产生是一定会改善视力的。而且如果长距离的视线切换可以完成视线的摆动，运动会逐渐缩短，直到患者可以从斯内伦测试卡上或其他别处的较小字母的顶部切换到底部并保持这种摆动。然后，他会变得能够在无意识的视线切换下完成有意识的视线的摆动。

无论视力状况多么糟糕，只要前一个注视点看起来模糊，切换总是能够顺利进行并且产生摆动的。即使是复视和多视症① 也无法阻止摆动并使

① 双重和多重视力。

眼睛的视力得到些许改善。通常，有缺陷视力的眼睛能够从斯内伦测试卡的一侧切换到另一侧，或从测试卡的上面一点切换到下面一点，并且首先观察到测试卡左右移动，1秒钟后又上下移动。

如果患者患有高度的旁中心注视，为了帮助他们在切换时看得模糊，很有必要采用第十一章中所描述的一些方法。但是，通常来讲，那些进行长距离切换时不能看清的患者，在近点他会看得很清楚，因为在这一点他们的视力达到最佳，这不仅适用于近视而且还适用于远视。如果在近处所看物体产生摆动，那么可以逐步加大距离，直到在20英尺处所看物体同样也可以产生摆动。

闭眼或用手掌遮住眼睛让眼睛得到休息后，切换和摆动就会显得更加成功。通过这种方法，使眼睛得到交替休息，然后切换，视力有缺陷的人有时可以在几周内获得短暂的或长期的治愈效果。

切换可以按照视力的状况快速或缓慢进行。一开始，如果切换速度过快，患者很有可能会紧张；然后之前看到的点就不会变得模糊，摆动也不会产生。随着视力状况的改善，速度也可以逐步增加。但是，如果切换的速度每秒钟超过2~3次，通常不会意识到摆动的存在。

一般来说，脑海中形成的字母可以像斯内伦测试卡上的字母一样形成摆动。偶尔我们会遇到情况与之相反的患者；但是对于大部分患者来说，心理摆动要比视觉摆动简单得多。当他们能够以这种方式摆动时，他们会觉得测试卡的字母摆动起来也是很简单的。通过用视觉切换与摆动交替心理切换与摆动，有时会取得很大的进步。当达到较佳的放松状态时，心理摆动会缩短，直到能够设想报纸上句号大小的字母能够摆动。这比使一个大字母摆动要简单，许多患者从中获益良多。

所有人，无论屈光不正有多么严重，如果他能够在至少1秒钟内成功地完成切换和摆动，就会如检眼镜显示的那样，他们的屈光不正就可以得到部分或是整体的矫正。这个时间可能太短了以至于患者不能意识到视力的改善，但是他可以想象自己的视力得到了改善，然后他会很容易地长时间保持放松的状态并感受到自己的视力得到了改善。例如，一个患者的视线远离斯内伦测试卡后再回来看大写字母C，此时患者的屈光不正在1秒钟的时间内得以减轻或被矫正，就像检眼镜显示的那样。然而，他可能不会意识到自己的视力得到了改善。但是，通过想象大写字母C可以被看得更清楚，他可以意识到自己将获得长时间的放松。

无论是心理摆动还是视觉摆动，当其顺利进行时，患者可能会又意识到一种放松感，这种放松感让他感受到摆动的存在。这种感受会传达给患者能够意识到的任何一个物体。只要是注意力能够直视的身体的任何部位都可以想象这种运动。它可以传递给患者正坐着的椅子，或者是传递给房间里的每一样物品，或者其他记忆中的地方。事实上，楼宇、城市和整个世界看起来都像在摇晃。只要患者能够意识到普遍存在的摇晃，他便会忘记最初摇晃的物体；但是只要他能够保持运动的方向与眼睛最初的运动方向相反，或是与大脑里想象的运动方向相反，放松感就得以维持。但是，如果方向改变了，那么就会产生紧张感。闭上眼睛想象普遍存在的摇晃是很容易的，有些病人睁着眼睛很快就能做到这一点。之后，不需要任何意识，你就可以感受到摇晃的存在，随之也会产生放松感；但是只有当患者意识到摇晃确实存在时，摇晃才会产生。

摇晃无法产生的原因只有一个，就是紧张。有些人试图通过努力使字母摇晃，通常这种做法会失败。眼睛和大脑都不会使字母摆动，它们摆动的是自己。眼睛可以自由切换，这一肌肉运动是由一种运动刺激造成的。但是在切换正常进行时，摇晃便自然而然地产生了。它不会产生放松感，但是它是获得放松感的证明之一；由于其本身并无价值，但是就像句号一样，其作为放松感能否得以维持的标志是很重要的。

以下这些切换方法经证明在各种情况下都很有用：

方法1：

看斯内伦测试卡上的某个字母。

视线向同一行距离足够远的字母切换，使得之前的字母看起来模糊。

再回头看之前的字母，使得第二个字母变得模糊。

几秒钟内要交替看这些字母，使得没看到的字母变得模糊。

方法2：

看某个大的字母。

看距离大字母比较远的稍小的字母。大字母看上去就很模糊。

再回头看之前的大字母，看起来会很清楚。

重复以上的做法6次。

如果做到这一点，两个字母都会看得很清楚，斯内伦测试卡好像是在上下移动。

方法3：

通过以上方法实现眼睛的切换能够使一个人看到斯内伦测试卡上某一行中的某一个字母比其他字母更清楚，而且，通常一瞬间就可以将其区分开来。为了能够一直看到这个字母，需要将视线由底部到顶部或由顶部到底部这样不断地切换，这样不能直视的部分会变得模糊，产生垂直摆动的幻影。

看距离字母顶部较远的一点，使得字母的底部或是整个字母变得模糊。

看距离字母底部较远的一点，使得字母的顶部或整个字母变得模糊。

重复上述做法6次。

如果成功，字母看起来会上下移动，视力也会得到改善。之后将切换的距离逐渐缩短，直到能够在字母底部和顶部间自由地切换并保持这种摆动。现在这个字母就可以一直看到了。如果这种方法失败就让眼睛休息一会儿，用手掌遮住眼睛，然后再试一次。

一个人也可以练习从某个字母的一侧向另一侧外的一点，或从一个角落向另一个角落外的一点实现这一切换。

方法4：

在视力最适宜的距离处看一个字母。对于近视患者来说，这个点应该选在近处，距面部1英尺或更近。由字母的顶部向底部切换，直到交替前后一部分模糊，交替后前一部分模糊，当字母比之前显得更黑时，那么就会产生摆动的幻影。

现在闭上眼睛，在心里默默地从字母的顶部向底部切换。

睁开眼睛看一面空白的墙，并且重复上一步。对比心理切换和摆动的能力与在近处视力切换和摆动的能力。

然后在一定距离处看这个字母，由顶部向底部切换。做到这一点，字母会变得清晰，会产生摆动的幻影。

方法5：

某些患者，尤其是儿童患者，会在有人指向字母时看得更清楚。而对于其他人来说，这却会分散注意力。如果这种方法很有效，可以按照以下步骤继续进行：

（1）让一个人将指甲指在字母下方3到4英寸处。让患者看这个字母，然后再切换到看指着字母的指甲，使字母看起来模糊。

（2）缩短手指与字母的距离，首先是2到3英寸，然后是1到2英寸，最后是半英寸，重复上一步的做法。

如果这种方法有效，患者就能够从字母的顶部看到字母的底部，交替着使每一部分看起来模糊，这样便会产生字母摇晃的幻影。然后就能够连续地看到这个字母了。

方法6：

当视力存在缺陷时，经常发生以下状况：当患者看小字母时，有些在它上面几行的大字母，或者是最上面一行的大写字母C，颜色要比那些小字母黑。这使得小字母不能够看得很清楚。为了矫正旁中心注视，要先看那些看得清楚的字母，然后再切换到那些小字母。如果这种方法奏效，视线经过几次运动，那些小字母会看起来比大字母颜色黑。如果几次试验之后还是不成功，那么可以通过闭眼或用手掌遮住眼睛的方法使眼睛休息，然后再试一次。一个人也可以从大字母切换到小字母下方一定距离处的一点，并随着视力的不断改善，逐步接近小字母。

方法7：

从一个距离3英尺或5英尺的测试卡切换到距离10英尺或20英尺的另一个测试卡，对视力是有很大帮助的。因为对近点的字母无意识的记忆会帮助你说出远处的字母。

不同的人会发现各种各样的切换方法或多或少会让人满意。如果有哪种方法不奏效，那么一两次试验后就要将其放弃，换换其他的方法。继续采用未能产生任何效果的方法是错误的。导致失败的原因是紧张，并且一直持续这种紧张是没有好处的。

如果不能采用斯内伦测试卡进行实践，那么就利用其他物体。例如，你可以从远处楼宇的一扇窗户向另一扇窗户切换，或者是从窗户的一部分切换到另一部分，或是从一辆车切换到另一辆车，从一辆车的一部分切换到另一部分，这样在任何情况下，都会产生物体沿着与眼睛移动的相反方向移动的幻影。当与别人谈话时，我们可以将视线从一个人切换到另一个人，从面部的一部分切换到另一部分。当我们读书或看报纸时，可以下意识地从一个词切换到另一个词，或是从一个词的一部分切换到另一部分。

由于视线的切换与摆动法会告诉患者具体应该怎么做，所以通常它们会比其他获得放松的方法更有效。而且在有些情况下，通过简单向患者说明凝视会降低视力，而切换会改善视力，取得了显著的结果。我有一位患者，是一个患有渐进性近视的16岁小姑娘，通过练习视线切换，病情很快得到了缓解。她来我办公室的时候戴着一副黄色的眼镜，两旁是遮光镜架；但即使在这样的保护下，她仍然受到刺眼强光的困扰，所以她经常闭着眼睛。她很难找到通往房间的路。她不戴眼镜时的视力是0.01。她什么都读不了，也不能看着乐谱弹钢琴，而且她也不得不放弃上大学的想法了。她闭着眼睛进行太阳疗法几分钟后，她对光的敏感性得到了缓解（详细介绍见第十七章）。她坐在斯内伦测试卡的前面，让视线偏离测试卡，然后回头再看大写字母C。在短短几秒钟里，她的视力便有了改善。通过几次反复的演示，她终于意识到努力想看清字母的做法只会降低她的视力。通过偏离字母然后再注视字母，1秒钟内这样交替地进行，她的视力会迅速地在半个小时内得以改善，在这个距离上，她的视力几乎是正常的。然后我让她试着去读钻石字体的文字。试着立刻读出钻石字体的文字会给她带来剧痛。于是，我指导她按照阅读斯内伦测试卡上字母的方式继续进行。几秒钟后，通过使视线轮流交替地偏离和回归每个单词的首字母，她就能够在毫无疲劳感、不适感甚至疼痛下轻松地读出钻石字体的文字了。走出办公室时，她没有戴眼镜，毫不费力地找到了回去的路。其他患者通过这个简单的方法也很快地改善了视力。

第十六章

有缺陷视力和正常视力的幻影

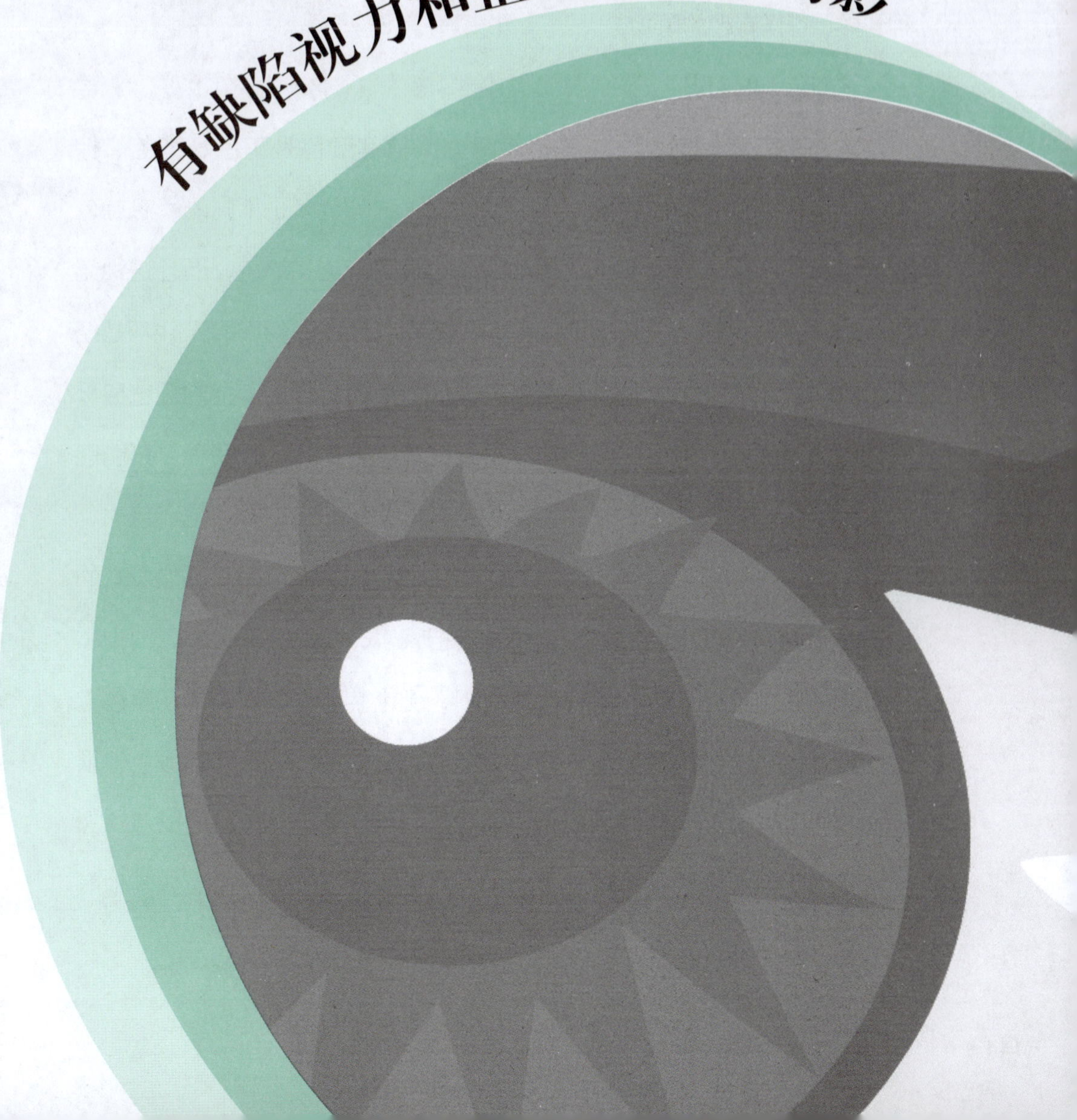

视力有缺陷的人经常会有视力上的幻影，视力正常的人也会有视力上的幻影。但是正常视力的人的幻影是身体放松的标志；而对于视力有缺陷的人来说，幻影是身体紧张的标志。有些患有屈光不正的人几乎没有任何视觉上的幻影，而有些人则会有很多视觉上的幻影，这是因为导致屈光不正的压力与使我们产生幻影的压力是不同的。

视力有缺陷的人产生的幻影可能与所看见物体的颜色、大小、位置以及形状有关联。他们视力上的幻影可能包括那些根本不存在的事物以及各种各样、奇怪有趣的事物。

·颜色上的幻影

当一个患者注意到一个黑色字母并坚信其颜色是灰色、黄色、棕色、蓝色或绿色，他就患有对颜色的幻影。这与色盲是不同的。患有色盲的人不能区分不同的颜色，通常是无法辨别蓝色和绿色，而且这种无法辨别颜色的状况是一直持续的。但是患有对颜色的幻影的人并不是经常看到错误颜色或是一直看错颜色。当他看斯内伦测试卡上的黑色字母时，在某一时间，他可能看到的字母是灰色的，在其他时间里，可能就是黄色、蓝色或是棕色的了。有些人总会把黑色的字母看成是红色的，而对于其他人来说只是偶尔会把黑色的字母看成是红色的。虽然所有的字母都是同样的颜色，但有些人可能会把大字母看成是黑色的，而把小字母看成黄色或是蓝色的。一般情况下，无论字母看起来是什么颜色，大字母都比小字母的颜色深。同一个字母也会常常出现不同的颜色，很可能其中一部分是黑色的，而其他部分是灰色的或是其他别的颜色。黑点或是其他颜色上的斑点可能会出现在白色的物体上，而白点或其他颜色的斑点会出现在黑色的物体上。

·物体大小上的幻影

大字母看起来可能会很小，而小字母看起来却很大。一个字母可能看起来大小正常，而另一个同样大小的字母在同样的距离处看起来却显得比正常字母更大或更小。或者一个字母在近处和远处看大小正常，但是如果在原来距离的一半处看，该字母只有之前的一半大小。如果一个人能够在任何距离（最远20英尺）正确地判断字母的大小，那么他的视力就是正常的。如果在不同距离处，看字母的大小也不相同，那么他就患有物体大小上的幻影。距离很远时，对大小的判断通常是不准确的，因为在这样的距离上，视力是不准确的，即使是通常距离条件下视力正常的人在这样的距离上，视力也是不准确的。因为在这样的距离处，人的眼睛不具有完美的视力，所以星星在人眼中是一个个小点。800米外的地方的蜡烛比在近处的蜡烛要小很多，但是如果通过拥有完美视力的望远镜看800米外的蜡烛，它又和近处蜡烛的大小是一样的。随着视力的提高，判断物体大小的能力也会随之提高。

通过眼镜矫正屈光不正并不能使患者像正常人一样正确地对大小做出判断。屈光不正的患者之间判断字母大小的能力也是不一样的。一个有10屈光度近视的人在通过眼镜矫正后能够正确判断物体的大小。而另一个有同样屈光度近视的人，即使佩戴了同一副眼镜，也可能看到的物体相当于原物体的1/2或1/3。这说明屈光不正与对物体大小的感知毫无关联。

·物体形状上的幻影

圆形的字母可能看起来是方形的或是三角形的，垂直的字母可能看起来是弯曲的，形状规则的字母可能看起来会很不规则，圆形字母的中心区域可能会出现棋盘或十字架。简而言之，人类所能看到的物体都是千变万化的。灯光、距离以及环境都会影响对物体形状的辨识。很多人只有当周围字母被覆盖时才能正确地辨识字母的形状，但是当其他字母可见时，他们就不能辨识字母的形状。如果有人用指针指出字母的位置，会帮助他们对字母进行辨识。而其他人会对这种指示字母的做法感到反感，因为他们会觉得这种做法干扰了其对字母形状的辨识。

·数字上的幻影

视力有缺陷的人常常会看见多重影像，无论是两只眼睛一起用，还是两只眼睛轮流地看或是单独用一只眼睛看，都会如此。有时，多重影像出现的方式也是很奇怪的。例如，有老花眼的患者通常用两只眼睛认出“HAS”这一单词。他会用左眼认出“PHONES”这一单词，但是如果他用右眼看“PHONES”，他会看到两个“P”，想象的影像会比真实的影像稍微偏左。即使左眼视力正常，能够认出单词“PHONES”，但是当大头针垂直放置时，这只眼睛会看到针柄的多重影像（虽然此时看到的针头只有一个），同时，当大头针水平放置时，这只眼睛会看到针头的多重影像（虽然此时看到的针柄只有一个）。当大头针的针尖被放置在小字母的下方时，有时虽然看到的字母是单一的但是看到的针尖却是双重的。任何一种屈光不正都能够解释这些现象，它们只是头脑的小把戏而已。多重影像的排列方式是无止境的。有时它们是垂直排列的，有时它们是水平或倾斜排列的，有时它们排列成圆形、三角形或其他各种几何形状。影像的个数也是多变的，两个、三个、四个或者更多。影像可能是静止的，也可能是快速变换位置的。影像在颜色上也是千变万化的，包括比白色背景还要白的颜色。

·位置上的幻影

跟在字母后并与字母在同一水平面上的句号，看起来在字母的底部，但是它的位置可能会以千奇百怪的方式发生着变化。它与字母的距离也会发生变化。或许会出现在字母的另一侧，甚至可能出现在字母所在行的上面或者下面。有些人看到的字母是由不规则的形状排列组成的。以“AND”这个单词为例，字母D可能会占据字母N的位置，或者首字母与尾字母会互换位置。所有这些情况都是心理上产生的幻影。有时这些字母看起来处于比它们实际位置远的地方。20英尺外的小字母看起来好像是处于1英里的距离处。有时，受到距离上幻影困扰的患者会怀疑测试卡是否被移动过。

· 不存在物体上的幻影

当视力存在缺陷时，你的大脑不仅会使你所看到的物体扭曲变形，还会使你想象自己看到了不存在的物体。在这类幻影中，浮动的黑影经常出现在有视力缺陷的眼睛前面，有时甚至出现在正常视力的眼前。这些浮点在科学上被称为“飞蚊”，尽管这些黑影并不是很重要，只会给你带来心理的紧张情绪，但是它们却受到了很大的关注，同时经常给患者敲响警钟。有关黑影的问题我们会在另一章节详细讨论。

· 互补颜色上产生的幻影

如果一个人视力存在缺陷，当他把目光从黑色、白色或是颜色鲜艳的物体上移开时，在闭上眼睛后的几秒钟内，他常常会把物体想象成原来颜色的互补色，或是接近互补色。如果是白色背景上面的黑色物体，那么他看到的是黑色背景上的白色物体。如果物体是红色的，那么他看到的可能是蓝色的；如果物体是蓝色的，那么他看到的则可能是红色的。虽然不是很常见，但这些“幻影”也可能被看到，并被称为“后像”。并且可能会在一个人睁开眼睛正好看见的任何背景上显示，这些幻影通常非常逼真。

·太阳色彩上产生的幻影

视力正常的人看到的太阳是白色的，是世界上最耀眼的白色；但是视力有缺陷的人看到的太阳可能会显示光谱上任何一种颜色——红色、蓝色、绿色、紫色、黄色等。事实上，视力有缺陷的人甚至可能把太阳的颜色形容成全黑色。斜阳通常显示为红色，这是因为受大气条件的影响；但是在很多情况下，大气条件不足以改变太阳的颜色，所以视力正常的人看到的太阳依然是白色的，而视力有缺陷的人看到的太阳则是红色的。红日的红色只是一种幻影，而不是大气层的条件所导致的。太阳在照相机的镜片上显示的是白色而不是红色，镜片上聚焦的光线也是白色的。红色的月亮也是如此。

·看过太阳后出现的盲点

大多数人在看过太阳后会看到黑色或者其他有色斑点，这种现象可能会持续几分钟、一年或者更长的时间，但是这种情况不会永远存在。这些斑点也是幻影，而且就像人们普遍认为的那样，这并不是由于眼睛的任何机理性的变化导致的。甚至有时看过太阳后出现的暂时性的全盲都仅仅是一种幻影。

·闪烁星星产生的幻影

关于星星闪烁的观点在歌曲和故事中都有体现，并且这一般被认为是符合自然规律的事情。但是有事实证明，星星闪烁这一现象只是人们心理上的幻影。

·有视力缺陷的人产生幻影的原因

所有有视力缺陷的人产生的幻影都是心理紧张造成的结果，不管出于什么原因，一旦大脑受到干扰，各种各样的幻影都很有可能发生。这种紧张不仅不同于造成屈光不正的紧张，而且事实证明，对于每个人来讲，每种幻影产生的原因都是不同的。颜色的变化不一定会影响物体的大小或形状或产生其他别的幻影。并且很有可能辨识整个字母或其一部分的颜色，但是却不能认出字母。为了把黑色变成蓝色、黄色或者其他颜色，就需要你在潜意识里尽力记忆或想象相关的颜色。而形状的改变需要在潜意识里尽力去看想象中的形状。只要经过短暂的练习，任何人都能学会通过有意识地让自己紧张从而产生对颜色和形状的幻影。这个方法与一个人无意识的紧张是一样的。而且无论什么时候，以这种方法产生的幻影都会伴随着旁中心注视和屈光不正的产生。

产生多视症的紧张又不同于产生颜色、大小、形状上幻影的紧张。大多数患者在经过几次尝试之后，很容易就学会根据自己的意愿产生多视症。不管是凝视还是斜视，只要有足够强大的紧张感，都会使眼睛产生双重影像。看着灯或者字母的上方，并且就像直视它们一样极力想要将二者看清楚，一个人可以产生对几个灯或多个字母的幻影，并且将它们垂直排列。如果紧张感足够强，那么可能看到的物像会多达12个。如果观看灯或字母的一侧，或以一定倾斜角度偏离灯或字母，物像就会水平或按一定角度排列。

若想要看清错位的物体，如一个单词的首字母占据了尾字母的位置，需要灵活运用旁中心注视以及进行非比寻常的想象训练。

看过太阳后眼睛所看到的黑色或其他有色斑点，以及有时显现出来的奇怪的颜色都是大脑紧张的结果。当一个人非常放松地看太阳时，这些想象就会立刻消失。

“后像”的形成归因于视网膜的疲劳，这可以认为是，由于视网膜受到某种颜色的强烈刺激以至于它不能再感知这种颜色，因此视网膜要在其互补的颜色上来缓解。例如，如果视网膜对斯内伦测试卡上的黑色字母C感觉疲劳，就可以通过看白色的字母C来缓解。对这个现象的此种解释非常有创意，但几乎是不合理的。如果闭上眼睛，人们什么也看不到，如果这种情况下眼睛还能看到事物，那么很明显是视觉主体的心理幻影，与视网膜毫无关系。眼睛不能看到不存在的物体，如果它们看到绿色墙壁上的白色字母C，而事实上墙壁上什么也没有，那么很明显，该视觉主体患有精神幻影。事实上，后像暗示了一种心理控制的缺失，而且它经常出现在屈光不正的情况下，这是因为屈光不正本身的产生就是由于心理控制的缺失。只要尽力去看所有相像的字母C后，任何人都可能产生后像——也就是说，会处于紧张的状态——但是一个人通过中心注视，即使一直看也不会产生这种结果。

视力有缺陷的人常常看到星星在闪烁，但是并不能说明他们总是如此。这就说明导致“闪烁”的紧张不同于产生屈光不正的紧张。如果一个人在很短的时间内凝视星星，他就不会看到星星的“闪烁”；并且如果产生星星闪烁的幻影后，通常可以通过摇曳星星来使其停止。另外，一个人还可以看到太阳甚至是月亮闪烁，只要他竭尽全力去观看它们。

· 正常视力的幻影

正常视力的幻影包括中心注视的所有现象。当视力正常的人看斯内伦测试卡上的字母时，他所看到的地方非常清晰，而视野内的其他事物会显得有些模糊。事实上，所有字母都是全黑的、清晰可见的，如果印象中觉得某一字母比其他字母颜色黑，或觉得某字母的一部分比其他部分黑，这种印象就是一种幻影。然而，视力正常的眼睛可以很快切换，所以可以同时看到一整行看起来很相似的小字母。当然，有一个事实就是视网膜上并没有这个图像。正常眼睛不仅可以分别看到每个字母，并且正如第十五章关于“视线的切换和摇晃”的讨论，如果在15或20英尺的距离处看这些字母，它们是无法被认出的，除非眼睛在每个字母上的切换不少于4次。因此要同时形成对这14个字母的印象，需要在视网膜上大约形成60或70个影像，每个影像的某一点比其他所有点都要清晰。认为眼睛可以同时看到所有相似字母也是一种幻影。这里有两种不同的幻影：第一种幻影是大脑的印象与视网膜上形成的影像是一致的，但与事实不相符；第二种幻影是大脑的印象与事实相符，却与视网膜上形成的影像不相符。

正常视力的眼睛看到的字母的背景颜色比实际要白。在看斯内伦测试卡上的字母时，正常视力的眼睛可以看到字母边缘的白色条纹；在阅读极小字体时，正常视力的眼睛可以看到行与行之间、词与词之间以及字母缺口处的白色要比实际颜色更白。不能认出极小字体的人也可能会看到这种幻影，但是不清晰。看得越清晰，视力就越好。并且如果可以有意识地想象——视力正常时可以无意识地想象——视力可以改善。如果将极小字体所在的行遮住，那么行与行之间的条纹也会随之消失。当正常视力的眼睛透过放大镜看这些字母时，幻影没有被破坏，但是白色和黑色的亮度会减弱。当视力有缺陷的眼睛透过放大镜看这些字母时，白色和黑色的亮度会相对增强，但还是会比正常视力的眼睛要弱。事实证明，眼镜不能使有缺陷的视力得到改善。

对于眼睛切换产生的运动的幻影，在第十五章中已经做了详细的解释，它在正常视力的幻影中也占有一席之地。看到物体呈正立状态也要计入在内，这一种幻影是最奇怪的。不论头部的位置，也不管视网膜成像倒置的事实，总能看到成正立影像的物体。

第十七章

最佳视物和最劣视物

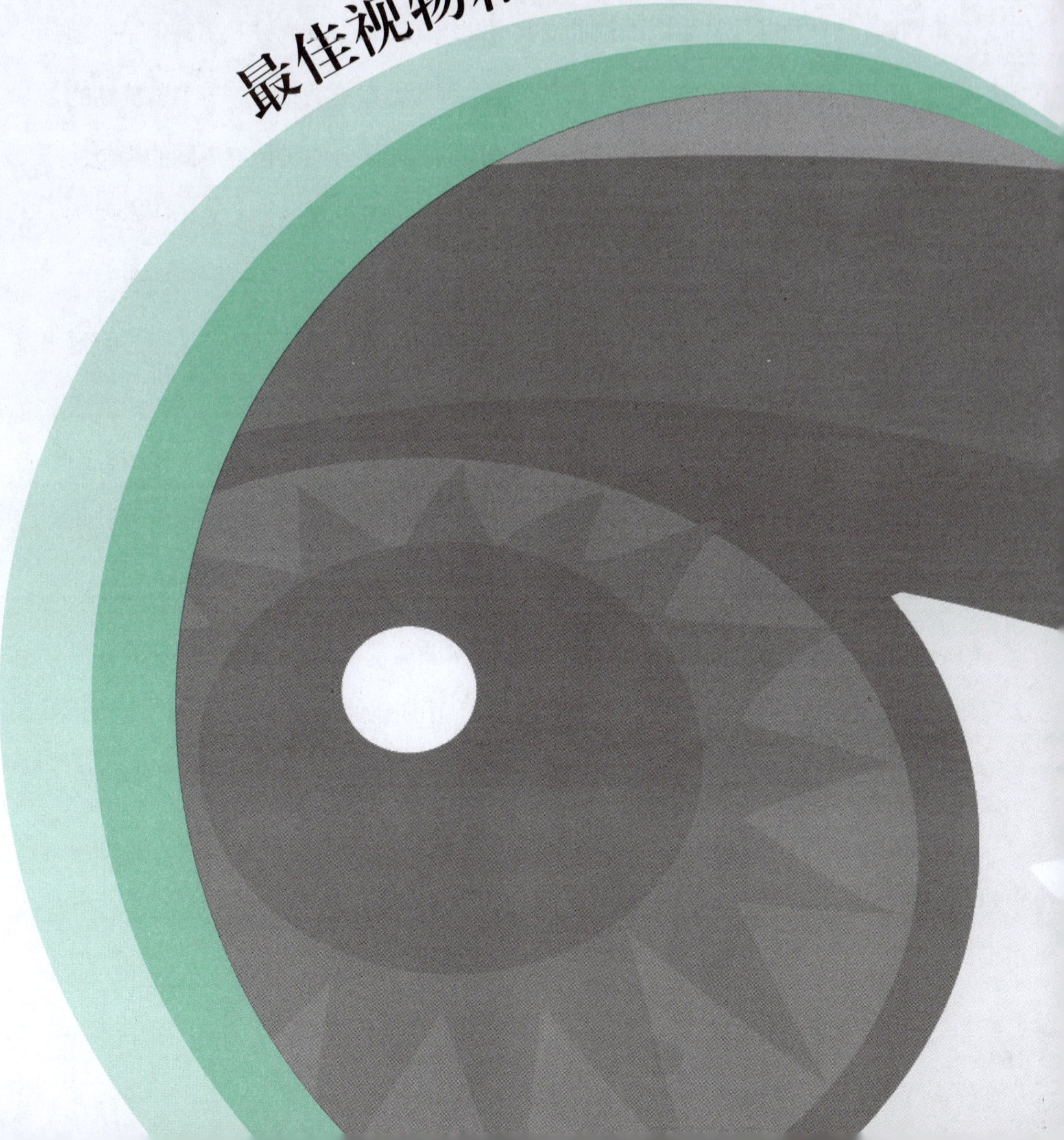

有一些物体，视力正常的人能看清，屈光不正患者也能看清，我将这些物体称为“最佳视物”。但是有一些物体，即使是眼睛健康、视力正常的人也看不清楚，他们在看这些物体的过程中产生了屈光不正，这可以通过检影镜观察得到，我将这样的物体称为“最劣视物”。一个物体是最佳视物还是最劣视物，取决于它对大脑产生的影响，并且在有些情况下，这种影响是很容易解释的。

对很多孩子来说，妈妈的脸庞是最佳视物，而陌生人的面孔是最劣视物。一个裁缝经常可以不戴眼镜就将细丝穿入10号针的针孔里，但是当她缝扣子的时候，她就必须要戴上眼镜，因为她看不清扣眼。一名教缝纫的老师，她会认为她的学生很笨，因为他们不能区分两种色度不同的黑色，而她不需要比对样品就能匹配颜色。但她却看不到《圣经》当中比细线还要粗的一行黑字，而且她也不能记起一个黑色的句号。一个制桶业的工人，如果他多年来一直从事挑选劣质桶的工作，他要把从他身边经过的斜台上的劣质桶挑选出来，在看别的物体不清楚的情况下，他仍然可以继续工作。然而，通过斯内伦测试卡测试出来的视力极好的人也不能挑出有瑕疵的桶。对某一物体熟知的人们可以很轻松地观看它们，也就是可以不费力地去看它们。因此，滚桶对桶检查员来说是最佳视物。而对于裁缝来讲，针眼和丝线以及布料是最佳视物。相反，不熟悉的物体通常是最劣视物，正如在第七章“眼部屈光的变化性”中所讲的那样。

在其他情况下，由于思维是无法解释的，我们无从得知为何一个物体是最佳视物，而另一个物体是最劣视物。同时，我们还无法解释下面这一事实：某个物体对一只眼睛来说是最佳视物，而对另一只眼睛来说则不是；或者在某个时间和一定距离是最佳视物，而其他情况则不是。在这些无法解释的最佳视物案例中，患者一般能看清斯内伦测试卡上的一个特定的字母。例如，一个患者能够看到第40行、第10行以及第15行的字母K，虽然这些行的其他字母比K更简单，多数患者都能看清，但他却看不清。

和最佳视物一样，最劣视物也是千奇百怪、无法解释的。字母V的轮廓很简单，很多人都能认出这个字母，却看不到同一行的其他字母。但是有一些人在任何距离处都不能认出这个字母，虽然他们能够认出同一单词中或者斯内伦测试卡上同一行的其他字母。还有一些人不仅不能够认出单词中的字母V，也不能够认出包含字母V的任一单词——最劣视物不仅能够降低看该最劣视物的视力，而且还会降低看其他物体的视力。有些字母和物体只有在特定的条件下才会转变为最劣视物。例如，当某个字母出现在一行或一句话的开始或末尾，而不在其他位置时，它就可能变成最劣视物。当患者发现在某处能够看得清楚的字母在其他位置也应该看得清楚时，这个字母在任何情况下都不会成为最劣视物。

最劣视物和最佳视物一样，有可能会消失，之后又会再出现。情况会依据光线和距离而变化。一个物体在柔和光线下是最劣视物，但是可能会随着光线的增强或减弱而不再是最劣视物。在20英尺处是最劣视物的物体，在1英尺、2英尺或是30英尺的距离处就不再是最劣视物了。一个直视时是最劣视物的物体可能在旁视时就不再是最劣视物了。

对大多数人来说，斯内伦测试卡就是一个最劣视物。如果你视力正常、能够看到斯内伦测试卡，那么你几乎就能看到世界上其他所有的物体了。无法看到斯内伦测试卡上字母的患者经常可以看到在同样距离处同样大小的其他物体，而且此时视力是正常的。如果字母无法看清楚，或者根本看不到，或者患者下意识努力去看时，屈光不正的程度就增加了。当患者在看一张空白卡纸时，不会产生屈光不正；但是如果他看斯内伦测试卡空白的下方时，却会产生屈光不正，并且如果把视野中可以看得到的字母全部盖上，结果是一样的。简而言之，最劣视物可能是患者在无意识时看到的字母和物体。这个现象非常普遍。如果以旁中心注视看斯内伦测试卡，你直视物体时的视力可能会降低。例如，一名患者看远处的一片绿色的墙纸时，看到的颜色与近处看到的颜色一样；假设他不能看清楚斯内伦测试卡上的字母，或者根本看不到，那么当测试卡被放到那片绿色墙纸附近时，检影镜就会显示他出现屈光不正。随着视力的改善，测试卡上最劣视物的字母的数量会逐步减少，最佳视物的字母的数量会增加，直到整个测试卡变成一个最佳视物。

最劣视物与最佳视物是一样的，都是思维的体现。最劣视物与看东西的紧张感相关，但是最佳视物与紧张感并无关联。最劣视物不是由于屈光不正导致的，但是经常会引起屈光不正；当紧张感得到缓解时，它就不再是最劣视物，而是变成最佳视物。

第十八章

老花眼的成因及治疗方法

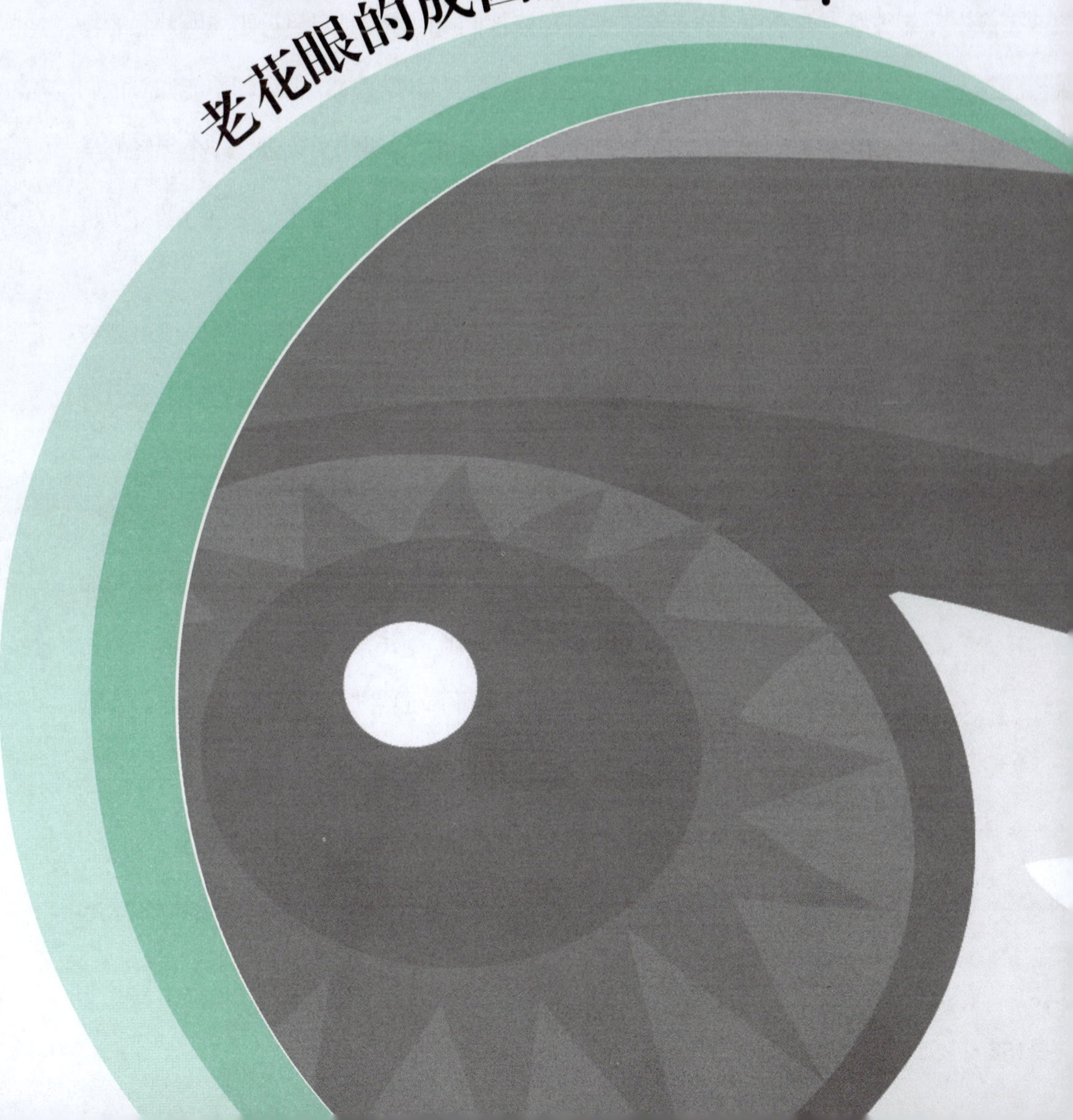

生活在现代文明条件下的很多人的眼睛调节能力在逐渐下降，大多数情况下，到60岁或70岁时，这种调节能力似乎会完全丧失，一个人需要完全依靠眼镜才能看清近处的事物。至于同样的事情会不会发生在原始人身上或生活条件简陋的人身上，相关信息少之又少。Donders[①] 说眼睛调节能力本身下降得很慢，但相对于农民、水手和其他眼睛主要用于远视的人来说，主要看近处的人的眼睛调节能力下降得会更快，但Roosa和其他人[②] 则持截然相反的观点。

然而事实是那些不识字的人，无论其年龄大小，如果要求他们去看印刷字体，都会显示有近视问题，尽管他们可以清楚地看到近距离所熟悉的物体。这些人在45到50岁时就不能区分不同的印刷字体，但这却不能代表他们眼睛的调节能力正在下降。一个文盲青年可能会做得更差劲，一个年轻的学生可能会毫不费力地阅读近处的罗马文字，但当他第一次阅读古英文、希腊文或中文时却往往会显示出视力衰退的症状。

当眼睛调节能力下降到阅读和书写都变得很困难的程度时，该患者被认为患上了“老花眼”，大众和科学家普遍认为这种状况是老年人不可避免的一种不便遭遇。“老花眼，” Donders说，“是一个人在年老时，正视眼的正常特征”[③]，而类似的说法还有很多。De Schweinitz 认为这种情况是“衰老的自然结果”[④]，而根据Fuchs的说法，这是“每个眼睛都会经历的生理过程”[⑤]，然而Roosa说这种变化“最终会影响到每双眼睛”。

随着年龄的增长，眼睛调节能力的下降通常归因于晶状体的老化，到

---

①《论眼睛调节与屈光的异常》。

② Roosa:《眼疾诊断手册》； Oliver:《眼疾系统》。

③《论眼睛调节与屈光的异常》。

④《眼睛疾病》。

⑤《眼科教科书》，Duane译。Ernst Fuchs是奥地利的眼科教授。他的《眼科教科书》已被译成多种语言。

晚年时随着晶状体的扁平化，眼睛折光率的下降再加上睫状肌的萎缩，这种影响会加剧。大部分情况下，这种下降非常有规律，人们绘制出了不同年龄阶段近点图表。根据这些图表，一个人不需要测视力就可以选择合适的眼镜，或者反过来说，根据佩戴的眼镜就可以判断一个人的年龄，且上下不会差一两岁。以下的图表从Norris和Oliver的《眼疾系统》一书中Jackson的“眼睛屈光学”这章中引证，其与Fuchs、Donders 和Duane 提供的图表在实质上完全不一样。第一栏表示年龄；第二栏表示眼睛调节能力的屈光度；第三栏表示正视眼的近点，用英寸来表示。

表18–1

年龄	屈光度	英寸
10	14	2.81
15	12	3.28
20	10	3.94
25	8.5	4.63
30	7	5.63
35	5.5	7.16
40	4.5	8.75
45	3.5	11.25
50	2.5	15.75
55	1.5	26.25
60	0.75	52.49
65	0.25	157.48
70	0	

根据这些令人郁闷的数字，一个人在30岁的时候，接近一半的眼睛最初的调节能力就会丧失。而到40岁时，这种能力的2/3就会消失，到60岁时几乎就不存在了。

然而，很多人都不符合这个表格的内容。许多人在40岁时能阅读位于4英寸处的印刷小字，尽管根据这个图表，他们应该在20岁后就会丧失这种能力。更糟糕的是，有些人拒绝患上老花眼。Oliver Wendell Holmes 在《早餐桌上的独裁者》一书中提到了这样一个例子。

“一位老先生住在纽约州，”他说，“他发现他的视力在下降，就马上阅读最小的印刷字体以锻炼视力，利用这种方法，通过自身机能的调节，依然可以享受45岁左右时的视觉自由。现在这位老人用笔书写出最非凡的功绩，显示出他的眼睛一定像显微镜那样精密。我不敢说在只有半美分硬币那么大的地方里他写下了多少东西——是首赞美诗或是福音书，或者是两者，对此我一点都不夸张。”

有些人在丧失近视力10年、15年甚至更多年后还能重新获得，还有些人看某些物体时会出现老花眼的问题，但看其他物体时却有良好的视力。例如，很多裁缝用肉眼就可以把线穿进针眼，在检影镜上显示他们可以准确地将目光聚焦在这类物体上，但是不戴眼镜却不能阅读或写字。

有的人是在眼科协会召开的会议上听到这些病例的，医学期刊也曾刊载过。但一旦出版书籍时，权威的力量就出来了，这些病例情况要么被忽视了，要么就被解释错了，新出版的所有专著都在重复着这条陈旧的迷信观点，即老花眼是“衰老的自然结果”。

幸运的是，对那些觉得有义务捍卫旧理论的人来说，近视延迟了老花眼的到来。同时，瞳孔缩小经常发生在老年期，其可以改善近点视力。所报告的病例中有的患者已经50或55岁以上了，但他们不戴眼镜依然可以正常阅读，因此很容易认定他们肯定是近视，或者他们的瞳孔非常小。如果认真实际地观察这种情况，事情可能没有这么简单，因为可能会发现该患者根本不是近视，而是远视或正视，瞳孔大小也正常。对于支持旧理论的人来说，除了忽视这种情况，别无他法。晶状体的异常变化也是导致年老时保持近点视力和丧失后重获近点视力的原因，而在白内障初期时，晶状体的肿胀可以简单而合理地解释第二种情况。过早出现老花眼可以认为是由晶状体的"加速硬化"和睫状肌的衰弱所致；如果观察这类病例，如裁缝能将线穿过针眼却不能阅读报纸，那么毫无疑问，就会找出与德国眼科学观点相一致的一些解释。

老花眼其实不是"衰老的自然结果"，它既可以预防也可以治愈。造成老花眼的真正原因不是晶状体的硬化，而是看近处物体时所产生的拉伤。老花眼和年龄没有必然的联系，有些人可能提前10年会患上老花眼，而有些人一辈子也不会得老花眼，尽管可能已经到了所谓的老花眼的年龄。随着年龄的增长，晶状体会硬化，这是事实，就像骨质会硬化和皮肤组织会改变一样；但是因为晶状体不是眼睛调节的一个因素，这个事实就不重要了。虽然在一些病例中，随着年龄增大，晶状体会变得越来越平或丧失部分屈光力，但据观察，有些人到90岁时，晶状体依然非常清晰而且形状也没有发生改变。由于睫状肌也不是眼睛调节的一个因素，它的衰弱或萎缩也不会对眼睛调节能力的下降产生任何影响。事实上，老花眼仅仅是远视的一种形式，患者的近点视力受到了很大的影响，而且与人们认知不同的是，患者的远视力其实也会降低。这两种情况的区分并不总是很明确。一个远视的人可能会看清小的印刷字，也可能会看不清，但有老花眼的人可能会很轻松地看到小的印刷字却看不清远处。在这两种情况下，两个视点的视力都下降了，尽管患者可能没有意识到这一点。

我们已经证实了当眼睛尽力看近距离的物体时，焦点在子午线上比原来推后得更远；通过同步的检影镜，可以显示当一个患有老花眼的人尽力阅读很小的印刷字并看不清时，焦点比没有尝试阅读前往后推移得更远，这揭示了不能看清字是张力造成的，所以在阅读小的字体前屈光可能会改变，产生疼痛、不适等疲劳症状。此外，当患有老花眼的人闭上眼睛或用手掌遮挡住眼睛，让眼睛休息时，他就变得有能力阅读距离他6英寸处的小字，至少在短时间内可以阅读，这再次揭示了他之前不能阅读不是因为眼睛有毛病，而是看东西时所产生的张力造成的。当张力得到持续缓解后，老花眼也就永久性地治愈了，这种情况不但在少数病例中发生过，在很多不同年龄的患者身上，如60岁、70岁和80岁的人身上都发生过。

我治愈好的第一位老花眼患者就是我自己。通过对动物眼睛的多次实验发现晶状体不是眼睛调节的一个因素后，我就知道老花眼一定可以治愈，并意识到只要我自己戴着眼镜假设是因为丧失了晶状体调节能力，我就不能奢求让别人普遍接受我的革命性的结论。我当时遭受着老花眼最痛苦的折磨。我已经丧失了眼睛的调节能力，不得不戴上一副眼镜，因为只有戴上眼镜，才可以看到距离我13英寸处的小字，而却不能看清楚12英寸和14英寸处的小字。检影镜显示，当我不戴眼镜尽力看清近处的物体时，我的眼睛实际上在远处聚焦，而当我尽力看清远处的物体时，我的眼睛却在近处聚焦。我当时的问题是找到办法扭转这种情况，调节眼睛使其在我想看到的物体上面聚焦。我咨询了各种眼科专家，但我的观点在他们眼中就像圣保罗对希腊人说的话一样，愚蠢到了极点。“你的眼睛晶状体就像石头一样硬，”他们说，“没有人能帮助你。”后来我去咨询一位神经学专家，他用检影镜对我进行了检查，并证实了我自己关于自己眼睛调节能力相抵触的观察，但他不知道我应该做些什么消除病情。他说他会咨询一下他的同事，让我一个月后再去找他，我确实又去拜访了他。之后他告诉我，他的结论是只有一个人能治好我的病，这个人就是来自纽约的威廉·贝茨博士。

“为什么要这么说？”我问道。

“因为你似乎是唯一一位了解情况的人。”他回答道。

就这样，我只能依靠我自己的人际关系。我很幸运地找到了一位非常乐意帮助我的非医学人士，这位绅士就是布鲁克林的Rev. R. B. B. Foote。他利用检影镜体贴地为我检查，过程漫长且枯燥乏味，而我也在研究自己的病情，当我想阅读而不是想看远处时就想办法进行眼部调节。一天，当我看着挂在墙上的一幅直布罗陀岩山画时，我注意到画上有些黑点。我把这些黑点想象成山洞，里面还住着人，他们在来回走动。当我这样想象时眼睛能聚焦在阅读文字的距离。之后我还是继续注视这幅画，仍旧想象这些黑点是山洞，里面住着人。检影镜显示我又重获了眼部调节能力，可以看清楚图片旁边的字母。实际上，通过想象我暂时治愈了自己的病情。后来我发现当我想象黑色字母时，我能看到它们是黑色的，而当我看到字母是黑色时，我能够区分它们的形状。之后我的病情恢复得并不是很快。6个月后我才可以轻松地读报纸，经过1年的治疗，我眼睛的调节距离才有了14英寸的进步，从4英寸增至18英寸；但是这个经历极其有价值，因为我体验到了随后在其他老花眼患者身上出现的所有症状。

对于我的患者来说，他们是幸运的，因为我治愈他们所花的时间比治愈我自己要短得多。在有些情况下，一次彻底和持久的治愈只需要短短几分钟。这是为什么呢？我自己也不太清楚。只有找出答案我才会满足。一位老花眼患者戴了20年左右的眼镜，通过想象，在不到15分钟的时间就治愈了老花眼。

当我要求一位患者看测试卡上的菱形字母时，他说看不清楚，因为字母是灰色的，并且看起来都一样。我提醒他说这些字母都是用油墨印刷，没有什么能比印刷墨更黑了。我问他是否见过印刷墨。他回答说见过。然后我问他记得它有多黑吗？他回答说是的，记得。接着我继续追问他是否相信这些字母和他记忆中的印刷墨一样黑？是的，他相信了，并读出了这些字母。由于他视力的改善是持久性的，他说我对他实施了催眠术。

在另外一个病例中，一位老花眼长达10年的患者通过这种方法也很快治愈了。当我提醒他那些看不清楚的字母是黑色时，他回答说他知道字母是黑色，但看起来是灰色的。

“如果你知道字母是黑色的，而你看到它们却是灰色的，”我说，“你一定是把它们想象成了灰色的。假如你把它们想象成黑色的，你能做到吗？”

“能，”他说，“我可以把它们想象成黑色的。”接着他开始阅读这些字母。

这种极其快速的治疗还是很少见的。10个患者中，9个患者的治疗进程都会比较缓慢，所以有必要使用各种方法以使患者获得放松，这在治疗屈光不正中非常有用。在老花眼比较严重的病例中，当患者尽力阅读小字时，就会对颜色、大小、形状和数字产生同样的错觉，当远视、散光和近视的患者尽力阅读远处斯内伦测试卡上的字母时，也会发生这种情况。当努力看近处的物体时，即使是一个简单的黑色小点，他们也不能够记忆或想象，但当不努力去看时却可以清晰地记住它。他们看远处的视力不佳，经常低于正常水平，尽管他们认为自己视力良好。在其他屈光不正的病例中，远视力的提高同时也会改善近视力。不管患者病情轻重、年龄大小，视力总会有所提高和改善，治疗时间足够长的话，病情完全可以被治愈。

老花眼是“衰老的自然结果”这种观点在某种程度上是造成视力缺陷的罪魁祸首。一个人到了老花眼的年纪时阅读就会变得困难，这时特别容易马上戴上眼镜，不管有没有专业人士的指导。在某些情况下，这类人可能真的患上了老花眼，但在其他情况下，阅读困难可能只是暂时的，如果他们年轻点就不会在意这些，如果靠自身调节，阅读困难也是会慢慢消失的。但是在大多数病例中，一旦戴上眼镜，就会产生本来想缓解的症状，如果这种症状已存在，眼镜会加重这种症状，有时候速度特别快，这些每个眼科医生都知道。有时候几周过后，正如第八章内容所讲的那样，患者会发现在戴眼镜之前毫不费力就能看到大号的字体，现在不戴眼镜却看不清楚了。再过5到10年的时间，眼部调节能力通常会丧失；基于这一点，如果患者在以后的日子里不患上白内障、青光眼或视网膜炎症，那么他就算是幸运的了。只有在极少数情况下，眼睛才不会屈服于向其施加的人为条件，可在这些情况下，眼睛会长时间和这些人为条件作斗争。有位70岁的女士，已经戴了20年的眼镜，不戴眼镜时依然可以看清菱形字母和远处的物体。她说眼镜让她的双眼感到疲劳，使自己视觉变得模糊，虽然想扔掉眼镜，但她一直坚持戴着，因为她被告知必须要戴眼镜。

如果发现自己患上老花眼或到了老花眼的年纪的人们能够不戴眼睛，而去效仿 Holmes博士所提到的方法，练习阅读最小的印刷字，那么眼部调节能力的下降是“衰老的自然结果”这种观点将会自行消失。

第十九章

斜视和弱视的病因

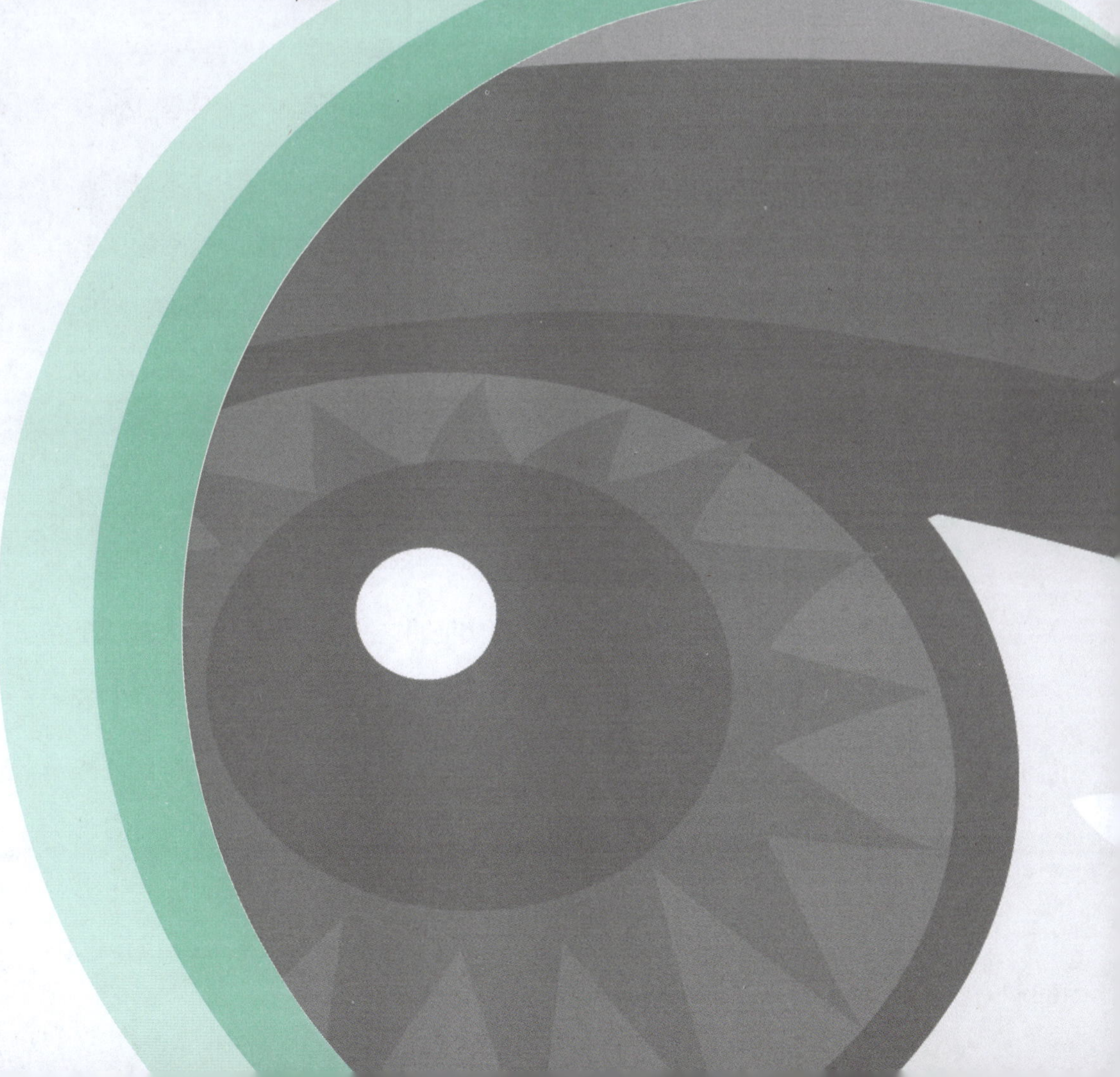

我们都有两只眼睛，很显然在观察的时候就会形成两个图像。为了能使两个图像在意识中合二为一，这两个视觉器官的配合必须和谐统一。在看向远处物体的时候，双眼视轴必须保持平行；在看向比无限远的距离稍微近一些的时候，现实中往往是少于20英尺的距离，双眼视轴必须会于同一点。双眼运动中缺乏协调性，被称为斜视或眼珠牵斜，是眼科疾病中最令人苦恼的一种类型。它不仅能减弱正常视力功能，更令人痛苦的是，原本极具对称美感和丰富表现力的面部表情却因为斜视让人觉得很不舒服。这就是长期困扰眼科学的情形之一。虽然过去的一些教材中对斜视成因的解释与一些病例相符，但却无法解释其他病例的成因，而所有的治疗方法的最终效果也不尽如人意。

曾经有一种观点被大家广泛接受，即双眼运动之所以不能达到协调一致是因为双眼眼肌的协调运动有障碍。以此种理论为依据的手术风靡一时，然而到如今诸多权威专家们仅把它作为最后的补救方案。尽管事实上很多人受益于此类手术，但充其量也只是对斜视起到了轻微的缓解，相反在很多病例中情况变得越发糟糕，几乎不能达到将两个物象合二为一从而恢复双眼视力的效果。

眼肌理论在很大程度上贴合了当时的事实情况，以至于当Donders冒险提出斜视是屈光不正（远视造成内斜视，近视诱发外斜视）的一种表现时，立刻得到了广泛的肯定和接受。事实证明这一理论也不尽如人意，现如今医学上的观点也存在很多分歧。Hansen-Grut认为在大多数案例中这一现象起源于一种神经分布的缺陷而不是眼肌的毛病。他的这一理论有众多拥护者。Worth和他的追随者们则主要强调这是某种所谓的融合力的缺乏所导致的，他们一致推荐使用棱镜或者其他手段来改善。Stevens 主张这种异常是受眼眶畸形影响而产生的，并认为几乎不可能改变这种事实，提倡用手术缓解不良影响。

为了使上述任一理论看起来具有一致性，我们有必须要用大量的事实来解释一下。那些眼肌手术的结果并不明朗，数量多到足够让人怀疑斜视是由眼肌畸形造成的这一理论。在多数病例中，没有出现斜视问题的眼睛有一条或多条眼肌麻痹的症状也层出不穷。此外，缓解眼肌麻痹并不能治愈斜视，矫正斜视也不能完全减轻眼肌麻痹的症状。Worth在研究大量病例中发现，那些希望通过改善融合力来矫正斜视的训练没有奏效，因此他主张对患有该类型眼疾的病人进行眼肌手术。Donders注意到大多数远视的人很少患有斜视，并得出结论：如果没有其他关联环境的影响，远视的人通常不会斜视。

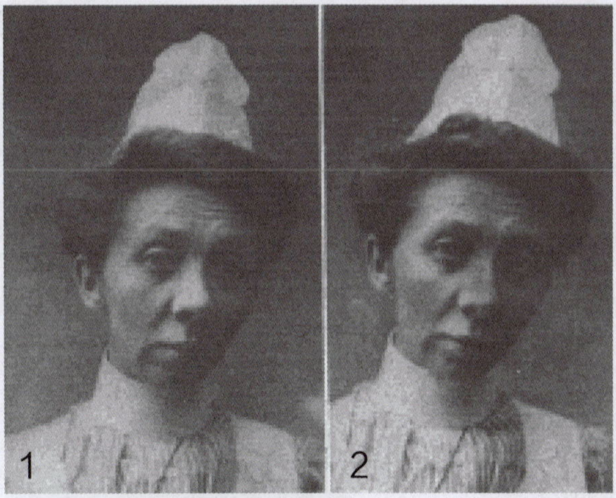

图19-1 用测试卡检测斜视

图19-1.1 用正常视力阅读斯内伦测试卡，双眼视轴平行。

图19-1.2 同一病人努力阅读斯内伦测试卡，产生近视以及左眼内斜视的情况。

大量事实证明，在斜视产生的过程中视力的状态并不是重要的因素。正如Donders发现的那样，斜视往往与屈光不正联系在一起，然而许多斜视的患者只是有轻微的屈光不正而已。事实上，有大量患有内斜视的患者是远视眼，另外也有很多人没有这种情况。有些患有内斜视的患者则是近视眼。患有内斜视的病人也可能一只眼睛正常，另外一只眼睛是近视或远视，甚至是失明的。通常情况下，内斜视的眼睛视力要比正常的眼睛稍微弱一些，然而也有不少病例存在与之相反的现象。在双目失明的情况下，有可能是两只眼睛都是正的，或者其中一只眼睛是内斜视的。一只眼睛视力正常、另一只眼睛失明的患者中，两只眼睛都可能是正的。一般来说，眼睛失明情况越差，斜视现象就越严重；但是例外的情况也时有发生，在少数病例中，视力几乎正常的一只眼睛也存在严重的内斜视现象。有时斜视消失了，有时又重新出现；内斜视能转变成外斜视，然后再回到原来的状态。同样有屈光不正的现象，有的人可能会患有斜视而另外的那个人则不会。第三个人可能是另外一只眼睛斜视。第四个人可能开始是一只眼睛斜视后来转成另一只眼睛斜视。第五个人的情况又不同了，出现斜视的眼睛的数量会发生变化。有的人不用眼镜或者其他治疗方法就能好转，其他人则需要依赖这些手段。这些康复有可能是暂时的，也可能是永久的；不管戴不戴眼镜，都可能出现复发的情况。

然而，暂时忽略屈光不正不谈，斜视的眼睛视力通常要比正常的眼睛弱一些。在这种情况中，往往在眼部的构造上也很难发现明显充分的诱因。尽管关于到底是斜视诱发了视力缺陷还是视力缺陷引起了斜视的问题存在争论，但是下述观点始终处于主导地位而且越发明朗，即斜视会加重废用性弱势下降的程度。为了避免双重影像的困扰，大脑肯定会抑制偏斜眼看到的图像。然而数据显示大量斜视患者没有受到弱视的困扰，而一些从未患过斜视的患者却被诊断出患有弱视。

许多文献均有记载弱视是不可治愈的。在许多通俗读物中，照顾儿童患者的人们被敦促尽早让其接受斜视的治疗，以免斜视眼睛的视力慢慢减弱并消失。根据Worth的说法，一般在6岁以后，弱视视力的改善效果就不是很明显了。Fuchs认为，即使视觉干扰的原因已经被排除，视网膜的功能也绝不可能恢复到正常水平。Fuchs的一篇对上述观点的社论现被广泛接受。他指出，如果患者有正常视力的那只眼睛在人生的某个阶段失明了，通常情况下，患有弱视的那只眼睛会恢复正常。此外，有些患者的一只眼睛有时弱视，有时也会恢复正常。当正常视力的眼睛被遮住的时候，斜视的那只眼睛视力会变弱以至于几乎连黑夜白昼都难分辨；然而当两只眼睛都睁开后，斜视的那只眼睛即使不能比正常眼睛视力强，至少也会恢复到和它差不多的状态。同样在很多病例中，弱视也可能会从一只眼睛转移到另外一只。

斜视中很少会出现重影的现象。如果此种情况确实发生了，那么重影通常会呈现出很奇怪的形状。依照所有的光学原理的说法，如果右眼看到的影像出现在右边，左眼看到的影像出现在左边，那么这就形成了内斜视。倘若右眼看到的影像出现在左边，左眼看到的影像出现在右边，那么这就形成了外斜视。然而，图像的位置经常是颠倒的。内斜视病例中右眼看到的图像也会出现在左边，而外斜视病例中的情况与上述情形恰好相反，这种现象被称作矛盾性复视。与此同时，几乎拥有正常视力、双眼完全没有斜视的人也有可能遇到这两种重影现象。

尽管之前提到的所有理论都没能成功地解释这些提到的实例，但是事实上，所有关于斜视的病例中，眼肌用力过度这一现象尤为明显。一旦眼肌用力情况得到缓解，那么斜视、弱视、屈光不正的现象统统都会得到治愈。另外，所有拥有正常视力的人如果眼肌过度疲劳的话，也会出现斜视的现象，这并不是件困难的事。很多孩子以此为乐，通过练习变成了斜视，这让很多家长产生了不必要的担心，认为这种短暂的斜视会留下终身的困扰。变成内斜视相对来讲更容易一些，孩子们通常通过双眼尽力盯着鼻尖的方式来实现。想要变成外斜视可能更困难一些，但是经过训练有正常视力的人也可以任意地让一只眼睛或者双眼向外斜视。他们甚至可以让其中一只眼睛向内侧上方斜视，或者向外侧上方斜视，达到他们期望的任意角度。实际上，如果刻意地控制眼肌达到相应合适的紧张程度，任一种斜视现象都可能出现。有很多人能够长期保持自己主动变成斜视的能力，而另外一些人倘若不能坚持训练就会很快丧失这种能力。一般来说，主动制造的斜视现象也会造成视力减弱，那些公认的用来测量眼肌力度的方法与斜视本质之间缺乏必要的关联，不甚相符。

第二十章

斜视和弱视的治疗方法

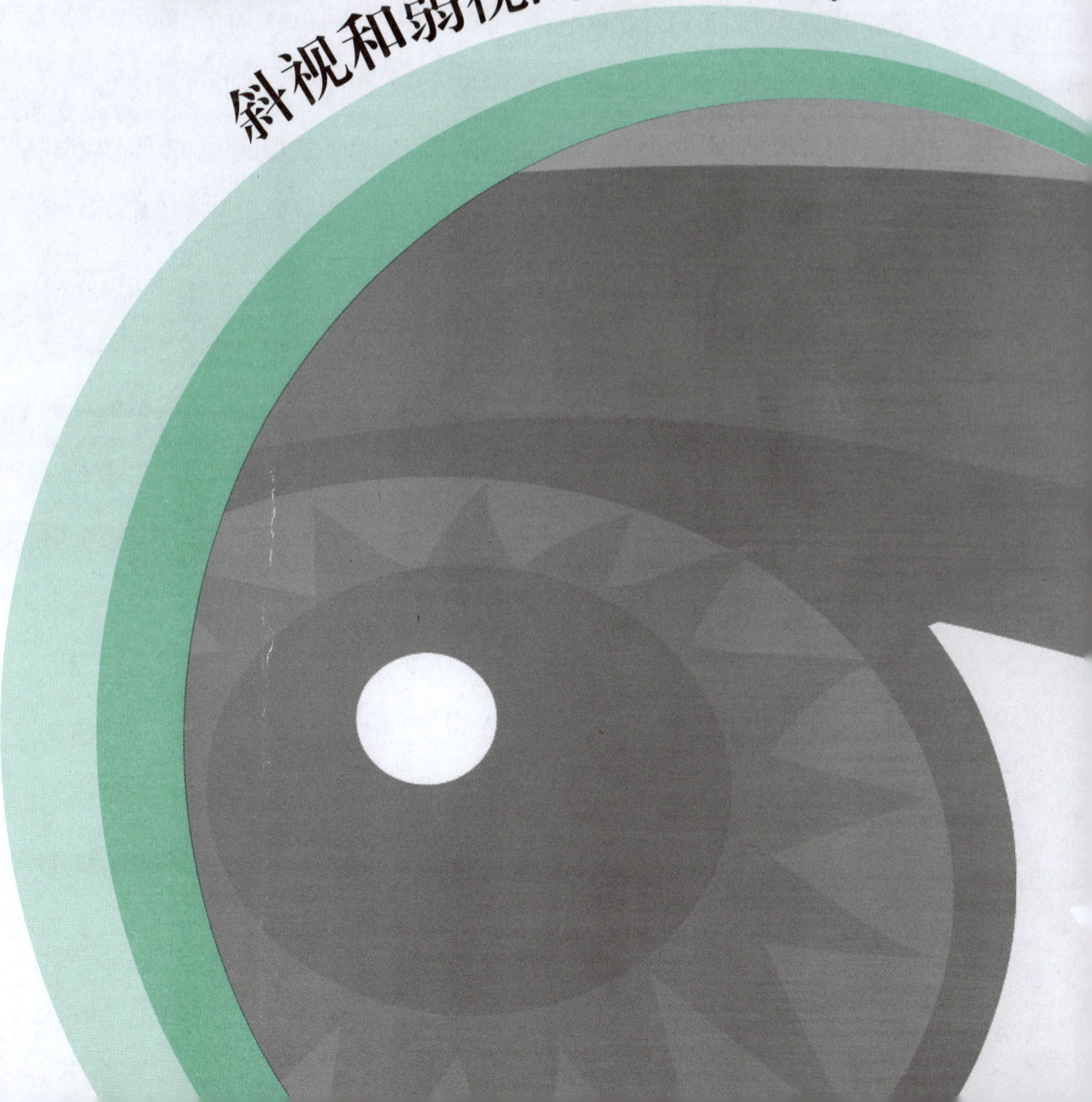

有确凿证据证实，斜视和弱视与屈光不正一样，都完全属于功能性疾病。由于缓解眼肌疲劳可以减轻斜视和弱视的程度，因此任何能够放松眼睛以及提高中心注视程度的方法都可以被采用。在屈光不正的情况中，一旦患者通过控制大脑记住黑色足够长的时间，斜视现象会消失，弱视也能得到改善。通过这种方式，斜视和弱视两种情况都能在短短几秒钟的时间内获得暂时的缓解。彻底治愈只不过是把这种缓解从暂时性的变成永久性的。

在治疗斜视的过程中，最好的心理控制方式之一就是学会如何自主地增加斜视的程度抑或是改变斜视的角度和方向。图20-1中所示的病人双眼均有分离性垂直偏斜。当左眼正常注视时，右眼上斜，同时伴有外旋和外转；而当右眼正常注视时，左眼下斜，同时伴有外旋和外转。双眼均为弱视，常有重影现象发生，有时图像在同侧，有时在异侧。患者饱受头痛的困扰，佩戴眼镜和其他的治疗方法都没能缓解她的痛苦。于是她下定决心要做手术，并找到来自美国北达科他州大福克斯的Gudmund J. Gislason博士咨询是否可以在一只眼睛上手术。Gudmund J. Gislason博士困惑地发现她的很多眼肌都有明显的问题，并征求我的意见可以在哪只眼睛上手术。我向患者说明怎样能加重斜视的程度，并建议Gudmund J. Gislason博士用眼部训练来代替手术。他采纳了我的建议，在不到一个月的时间里，患者可以自主地使双眼内旋。起初她把一支铅笔放在鼻梁上，眼睛盯着铅笔来操练，后来她可以不借助铅笔的帮助，最终可以做到任意改变斜视的角度和方向。对她来说，这种治疗并不能让她愉悦，因为改变斜视的角度或者加重斜视的程度都会给她带来痛苦，但是它却使得斜视和弱视得到了根本的永久的医治。同样的方法在其他患者身上也成功起效了。

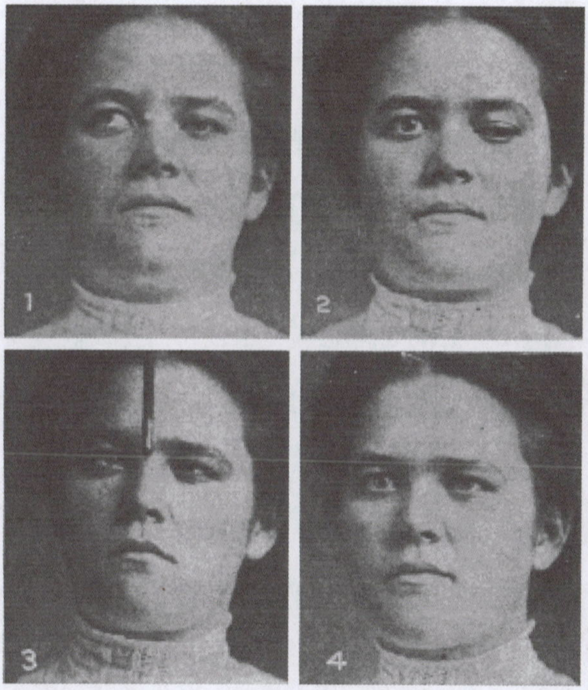

图20-1 向内垂直斜视患者在接受眼部训练

图20-1.1：右眼上斜，同时伴有外旋和外转，左眼直视。

图20-1.2：患者练习左眼下斜，同时外旋和外转，右眼直视。

图20-1.3：患者盯着鼻梁上放置的铅笔，试着让两只眼睛同时内斜。

图20-1.4：患者获得永久性治愈后与之前的情况对比。

上述四张照片都是患者在练习任意再现所展示的训练内容时在15分钟以内采集的。

有些患者在注视着某一目标时，并不确定自己是不是直视。观察斜视的眼睛并引导他们尽量向正确的方向注视，这样的方法会起到作用。当原本偏斜的眼睛直视物体时，眼肌疲劳的程度会下降，从而使得视力得到改善。用不透光的屏幕或者磨砂玻璃遮住正常视力的眼睛，这种方式可以刺激斜视眼睛发挥更好的功用，尤其是在那只眼睛视力偏弱的情况下。

一般来讲，6岁以及以下的儿童可以通过使用阿托品来治愈斜视。阿托品是一种1%浓度的溶液，每天向一只或者两只眼睛里滴入两次，如此坚持数月、一年甚至更长时间。这种溶液会使得孩子很难看见东西，阳光也会带来很大的不适感。为了克服这一不利条件，孩子就必须放松下来，而正是这种眼部的放松可以治疗斜视。

有时候，通过眼部训练的方式来改善斜视和弱视情况的效果很快就能显现出来，快到让人觉得不可思议。类似的例子举不胜举，下面我们就列举出几个供大家参考：

有一个11岁的女孩，左眼向内垂直斜视。其眼睛远视力为0.01，即使是在近点的时候，她的视力也不足以保证她能正常阅读。无论是在近点还是在远处，她的右眼视力都显示良好。她来到康复中心时，佩戴这样一副眼镜：右眼眼镜片4.00DS凸透镜，0.50DC凸透镜，眼轴90；左眼眼镜片5.50DS凸透镜。这副眼镜对她并没有多大帮助。当她在测试卡3英尺远的距离用左眼观察的时候，她可以看到大的字母C，效果要比她直视的情况好。当她被要求数一下我在测试卡3英尺远举起的手指头时，她的注意力被吸引过去，大的字母C就变得模糊了。这样的事实给她留下很深刻的印象：偏离测试卡，她能看得更清晰些，她也可以自主地看得模糊些。我们提醒她，当她看字母模糊的时候，视力提升了；当字母清晰的时候，视力反而是下降的。视线在测试卡与3英尺外的地方反复转移，发现直视测试卡的效果更模糊些，随即她的视力提高到0.05。接下来经过不超过10天的训练，她的转移、自主选择视力模糊的能力提高得很快，双眼视力恢复正常。不到两周的时间，视力提高到2.0，单眼菱形阅读从3英寸达到了20英寸。不到三周的时间内，在人造光的条件下，她的视力为4.0，可以在两英寸远的距离看清照片此类测试均是先用双眼试验，后又分开进行单眼训练的。她也像其他熟练的测试者一样轻松阅读了许多奇怪的测试卡片。为了避免复发，我们建议她在家也坚持训练。一直到第三年的年底都没有出现复发的情况。在康复中心接受治疗以及在家练习的过程中，有正常视力的眼睛被不透明镜片遮住，其他时间均保持裸露状态。

另外有一个14岁的女孩从小就患有斜视，她的病例很值得一提。两岁的时候她右眼内直肌就被切断了，但是仍然向内牵引着眼球。女孩拒绝给有正常视力的眼睛也一同佩戴磨砂眼镜。一方面因为她的朋友常因为这事嘲笑她，另一方面她觉得那样会使得她比斜视还要惹人注意。有一天，她气得把自己的眼镜丢在了雪地里，她的父亲是个性格很强硬的人，立刻又给她准备了一副新眼镜。随后，她又声称自己生病了，没法去上学。我告诉她的父亲，这个女孩是反应过激了，她只是想象自己生病了以此来逃避治疗。父亲坚持认为她应该继续治疗。由于她认为自己的状况不是很好，不能来我这里就医，于是我去拜访了她。在父亲的帮助下，她明白她必须坚持治疗直到完全康复，于是她立刻精力充沛、机敏地投入到练习中。在半小时以内，她的斜视且弱视的右眼视力从0.01提高到0.7。同时，她可以在12英寸远的距离阅读小号字体。她戴着磨砂眼镜重新返回校园，但每当她用有正常视力的左眼看东西时，她就从眼镜的上边框向外看。她的父亲跟着她去了学校，并坚持让她多使用视力较弱的右眼，少使用有正常视力的左眼。她深信最简单的解决她困扰的方式就是听从我的指示。在不到一周的时间里，她的斜视得到矫正，双眼视力均达到正常状态。在她刚开始接受治疗的时候，她在3英尺的距离用右眼都无法看清而且不能数清我的手指。三周后，当然也包含她所有浪费的那些时间，她已然恢复到正常视力。当她被告知自己已经痊愈的时候，她主要还是关心自己是否需要继续佩戴磨砂眼镜。我们很确信地告诉她，她将永远摆脱磨砂眼镜，除非复发，而实际上再也不会有任何反复了。

还有一个8岁的女孩自幼患有弱视和斜视。她的右眼视力为0.2，左眼视力为0.7。眼镜并没有帮她改善任何一只眼睛的视力情况。她坐在离斯内伦测试卡20英尺远的地方，视力稍差的右眼被不透明镜片遮住。她被指示用视力稍好一点的眼睛注视测试卡上的大写字母，并留意其清晰度。接下来，她被告知看向离测试卡3英尺远的一处，她的注意力被转移，事实上不久之后她发现她不能清晰地看到大写字母了。注视点被一点点转移到更加接近字母的位置，直到她领会到这样一个真相：当她观察离测试卡只有几英寸远距离的物体时她的视力下降了。当她注视小号字母的时候，她轻而易举地认识到就是这小于1英寸的偏心注视影响了她的视力。

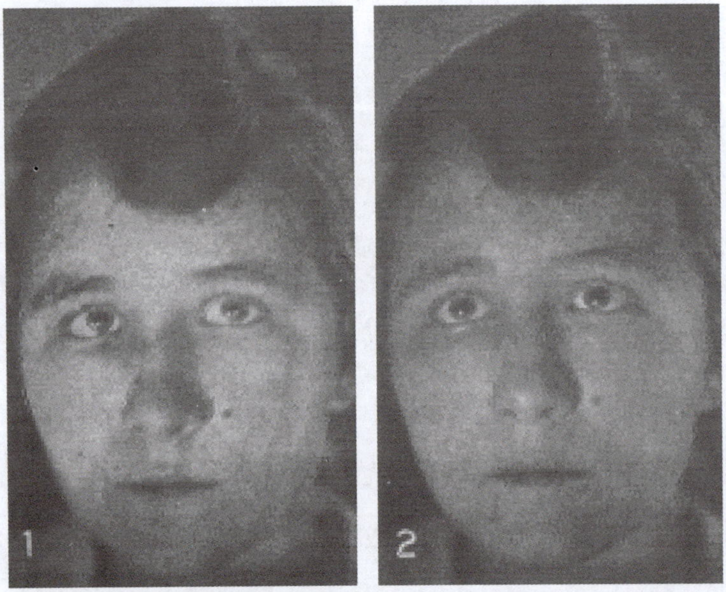

图20-2 “黑色记忆”训练法

图20-2.1 患者右眼内斜视。

图20-2.2 患者通过“黑色记忆”训练法，视力得到暂时性的恢复。

当她学会了怎样使稍好一点的眼睛视力下降后，这只眼睛被遮住，她开始训练怎样通过增加偏心注视的程度来使稍差一点的眼睛视力情况更糟糕。这种训练经过几分钟才能完成。她被告知她的视力缺陷是由于她养成了用视网膜偏离了视线的正中心的一部分来观察物体的习惯。我们建议她直视斯内伦测试卡。在不到半小时的时间内，她的左眼恢复到正常视力，右眼视力从0.25提高到1.0。两周后她被完全治愈了。

下面这则病例的治愈过程耗费了一些时间，因为原本有视力问题的眼睛接受治疗、得到矫正后不久，另一只眼睛又患上了类似的毛病。患者是名10岁的儿童，双眼都有视力缺陷，右眼比左眼更要严重一些。经过几周的眼部训练，右眼恢复到正常视力，而左眼却转为内斜、弱视。之后，我们遮住该患者的右眼，左眼在接受了几周的眼部训练后恢复正常视力。与此同时，右眼再次出现内斜现象，视力减弱。有必要在接下来的一年中，双眼接受交替训练，直到双眼同时恢复正常。该患者患有双眼外直肌先天性麻痹。只有当斜视和弱视完全治愈，这种情况才能得到明显的缓解。

下面这个病例中的患者在被治愈后患上了小儿麻痹症，也导致她遭遇了新一轮更为严重的复发，不过也很快得到治愈。这是一个6岁的女孩，1914年12月11日她第一次来这就医，当时她的左眼已患外斜视3年。她已经佩戴眼镜两年多了，但是改善效果并不理想。眼镜度数为：右眼眼镜片2.50DS凸透镜；左眼眼镜片6.000DS凸透镜，1.00DC凸透镜，眼轴90。佩戴眼镜后，她的右眼视力为0.8，左眼视力为0.06。我们首先给她开了阿托品的处方，以便能通过降低右眼视力来刺激她更合理地使用已经斜视的左眼。另外，常规的保障放松的方式如视线转移、手掌遮挡法、记忆训练均被采用。1915年1月13日，她的右眼裸视能力提高到0.14，左眼视力为0.2。到2月6日，右眼视力改善到0.25，左眼视力为0.3。表面上看来，双眼位置都是正的，同时科学的测试显示在此期间她同时使用双眼，也就是常说的双眼单视现象出现。4月17日，在经过4个月的治疗之后，她的左眼视力恢复正常，6英寸的距离内可以达到双眼单视。5月1日，左眼视力仍然正常，甚至可以在6英寸的距离裸视完成菱形阅读。而在接受治疗之初，她的左眼即使佩戴眼镜也是无法阅读的。

1916年8月16日，该患者染上了当时极为盛行的流行疾病小儿麻痹症。患者双眼视力减退，控制眼球内外旋转的眼肌出现麻痹，眼睑痉挛，出现重影现象，头部、左腿、左胳膊等多处肌肉出现麻痹。出院5周后，她的左眼内斜，双眼视力下降明显，以至于她都无法辨别母亲的容貌。随后，她出现了交替性内斜的症状。11月2日，右眼麻痹减退，4周后，左眼的状况也开始好转。11月9日，她来复诊时已经没有明显的斜视了，但是还饱受重影的痛苦，时而影像在同侧，时而在异侧。11月23日，双眼位置都正了，视力也恢复正常。

1918年7月11日，她双眼无斜视现象，视力正常，6英寸的距离可以实现双眼单视。虽然在一年多的时间内她每天仍然坚持给右眼滴入阿托品溶液，在更长的时间里断断续续还需坚持这一习惯，导致瞳孔散到最大程度，但她可以在6英寸的距离轻松阅读极小的字体，中心注视完全摆脱了药物的麻痹作用。按照现在流行的理论来说，眼睛的调节能力在这种情况下会被完全麻痹，也绝不可能实现近视力的功用。同时，该患者使用左眼阅读极小的文字，效果和右眼一样好，甚至还有所超越。

第二十一章

飞蚊症的成因和治疗方法

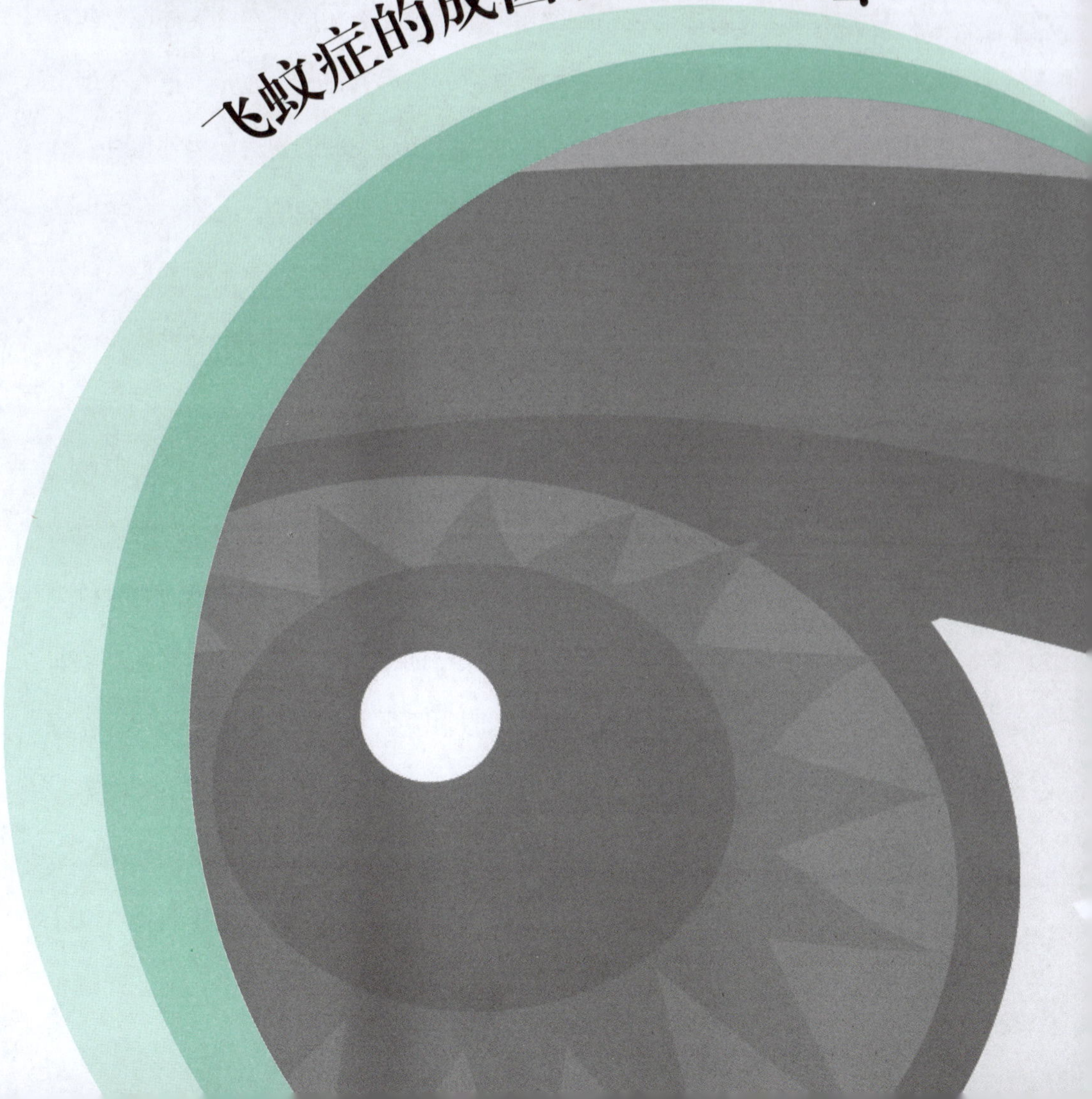

医学上眼部缺陷中有一种非常普遍的现象叫作飞蚊幻视，俗称飞蚊症。这些浮动的小斑点通常是深色或者黑色的，但有时也像白色气泡，在极少数的病例中，像五颜六色的彩虹。它们快速地在眼前移动，通常呈弯曲的线条，又好似在注视点外不远的地方。如果人们尝试着直视它们，它们好像又会飞到更远的地方，因此被命名为“飞蚊症”。

究其原因，关于此话题的文献记载充满了各式各样的推测。有人把它归因于位于晶状体后部、占眼球4/5的透明物质玻璃体中坏死细胞或细胞碎屑这些浮动小斑点的存在。有人认为角膜表面的类似斑点与此相关。有人甚至认为这是眼泪产生后流经角膜时产生的。在近视中，这种现象非常普遍，以至于常被认为是主要的症状之一，尽管在其他屈光不正的类型中也有这种现象，而有些视力正常的人也经历过类似的遭遇。另外也有人认为这可能是血液循环、消化系统、肾功能等失调导致的，因为大多数神经失常的人常出现飞蚊症的症状，它被认为是初期精神错乱状态的一种先兆。在此基础上的专利药品事业十分兴盛。正如下述病例中列举的那样，很难预估它所带来的精神痛苦程度。

一名牧师眼前持续出现浮动的小斑点，这使他痛苦不堪。他的眼科医生告诉他，这是肾病的一种征兆，因为在肾病的大量病例中，视网膜症状是一种早期反应。此后他定期去眼科医生那里做眼部检查。当他的眼科医生去世后，他立刻到处寻找可以给他做定期检查的人选。他的家庭医生推荐他到我这里来。我远没有他原来的眼科医生那么有名，但碰巧我之前曾教过他的眼科医生如何使用检眼镜，而当时很多人不能正确使用该仪器。由此，牧师认为我肯定熟知该仪器的用法，而且当时迫切需要的是这样一个人：他能够给眼睛内部提供全面彻底的检查并立刻检测出任何导致“飞蚊症”出现的肾病迹象。所以，他来到我这里寻求帮助，在接下来的10年中，他每年最少来我这里接受4次检查。

每一次我都尽可能多花些时间检查，以便非常仔细全面地掌握他眼睛的状况，因此牧师也确信我的检查很仔细。每次他都会开心地离开，因为我并没发现任何异常。有一次他的眼里进了煤渣，我当时并不在镇上，他去了另外的眼科医生的诊所把它取出来了。那天晚上我回来得很晚，回来时发现他坐在我诊所外的门阶上等我。他的遭遇非常不幸。那个古怪的大夫用检眼镜给他做了检查，告诉他有可能是患了青光眼，并将之描述成一种非常危险的疾病，它能在突然间诱发失明且会带来痛苦无比的折磨。那个医生还强调了在此之前患者听说过的肾病的危害，暗示患者的肝和心脏也许已受牵连，建议他对这些内脏器官做一次全面仔细的检查。我又给他的眼睛做了一个总体的检查，尤其检查了眼肌的张力。我让他感受他自己的眼球，并与我的进行比较。这样的话，他就能亲自察觉到他的眼球并没有变得像石头那么硬，最终我成功地让他重新树立信心。然而，我也确信他会尽快去他的家庭医生那里做全面的内脏检查。

一个刚从欧洲踏上归途的人某天在观看天上的白云时，浮动的小斑点出现在他的眼前。他咨询了船上的医生，被告知这个症状非常严重，有可能是失明的前兆。它也可能预示着初期精神错乱状态以及神经性疾病或者器官疾病的出现。医生还建议他着陆后尽快咨询他自己的家庭医生以及一名眼科专家，患者也按照他的说法照做了。虽然这已经过去25年了，但我永远不会忘记他当初来到我诊所时糟糕的样子。那时候患者处于一种极度紧张和恐惧的状态。之前提到的牧师承认自己的担心毫无道理，但这名患者的情况要远比牧师糟糕得多。我仔细检查了他的双眼，发现它们完全正常。他在近点及远点的视力都非常好。色彩辨认度、视野以及张力都很正常。在高倍放大镜之下，我也没有发现玻璃体有任何混浊现象。简单来说，完全没有任何疾病的征兆出现。我告诉该患者他的眼睛完全正常，同时还给他看了报纸上一条江湖庸医的虚假广告。广告大篇幅地描述了眼前出现浮动的小斑点会带来的各种可怕的事情，除非每天就寝前服用他们所说的一美元一瓶的药品。我指出这则广告每天都出现在本市的各大报纸上，有可能其他城市也有，肯定已经花费了很多钱，因此也赚足了钱。显而易见，一定是有大量的人深受这种症状的苦楚。如果这种病症真的像大家通常认为的那么严重，那么社区里就会有比现如今更多的失明或神经失常的人。患者离开的时候，稍微有了些安慰。但是在11点钟的时候，他第二次来到我这里。他初次来我这是在9点钟的时候。他仍然可以看到那些浮动的小斑点，依然非常担心这些小东西的出现。我像第一次那样仔细检查了他的双眼，并再次让他确信它们完全没有任何异常。下午的时候，我没有在办公室，但是有人告诉我他在下午3点和5点的时候又来了两趟。7点钟的时候，他带着他的家庭医生再一次回到我这里，后者是我的一个老朋友。

"请让这位患者尽量待在家里吧。我不得不按照他拜访的次数来收费了，因为他占用了我太多的时间。然而，收他的钱让我觉得羞愧，因为他一点毛病都没有。"

我不知道我的朋友是怎么和他说的，但是从那之后他就再也没有回来过。

关于"飞蚊症"，我在当时并没有如今了解得这么多，否则，我一定能在更大程度上解除上述两位患者的不安和焦虑。我可以告诉他们，他们的眼睛完全正常，只是我当时并不知道如何消除这种症状。它实际上只是由于心理上的紧张造成的一种幻觉。这些小斑点在相当大的程度上与视力缺陷紧密相关，因为那些视力不佳的人看东西时总会有心理压力；而那些视力一贯正常的人也会偶尔看到那些小斑点，因为没有人视力始终保持良好状态。大多数人看到“飞蚊”是在直视太阳或者其他均匀、明亮的表面时（如阳光照射下的一张白纸）。这是由于大多数人在直视类似表面的东西时都会过度紧张。简而言之，除非眼睛和精神上处于紧张状态，否则这些小斑点绝不可能出现在眼前。当紧张状态获得缓解的时候，这些小斑点自然而然就消失了。如果患者可以通过中央注视记住斯内伦测试卡上的一个小字母，那么那些小斑点顿时就会消失或者停止移动。但是，如果他试着同时记住两个或者更多字母，那些小斑点又会出现并移动起来。

通常情况下，导致“飞蚊症”的精神紧张状态很容易被消除。一位多年受此病症困扰的学校老师来到我的诊所，因为她近来情况变得更加糟糕。我成功地在半小时内改善了她的视力，从轻微近视改善到正常状态，并且她眼前的小斑点也随之消失了。第二天小斑点又出现了，不过她来诊所后，到我办公室来访的时候，症状已经减轻了。在那之后，患者可以自己在家进行相关疗法，后来再也没有类似的烦恼了。

一名内科医生时常出现头疼及“飞蚊症”的症状，检眼镜显示他有混合性散光当他观看斯内伦测试卡时，只能达到0.28的水平。

当他看向空白的墙或者空白卡片时，检眼镜仍然能检测出他的混合性散光症状，他眼前依旧出现了小斑点。然而，当他尽力记住一个小黑点，就像他真正看到一样，当他看向上述的那些平面时，小斑点消失了，检眼镜也没有检测到任何屈光不正现象。在短短几天内，他的散光、“飞蚊症”、头疼甚至慢性结膜炎统统彻底缓解了。他的眼睛之前只能半睁着，现在可以睁得很大，巩膜变得白而清澈。他能够轻松地在快速行驶的火车上阅读。最令他感到了不起的是，他可以整晚熬夜陪同病人，次日眼睛并不会感到任何不适。

第二十二章

家庭疗法

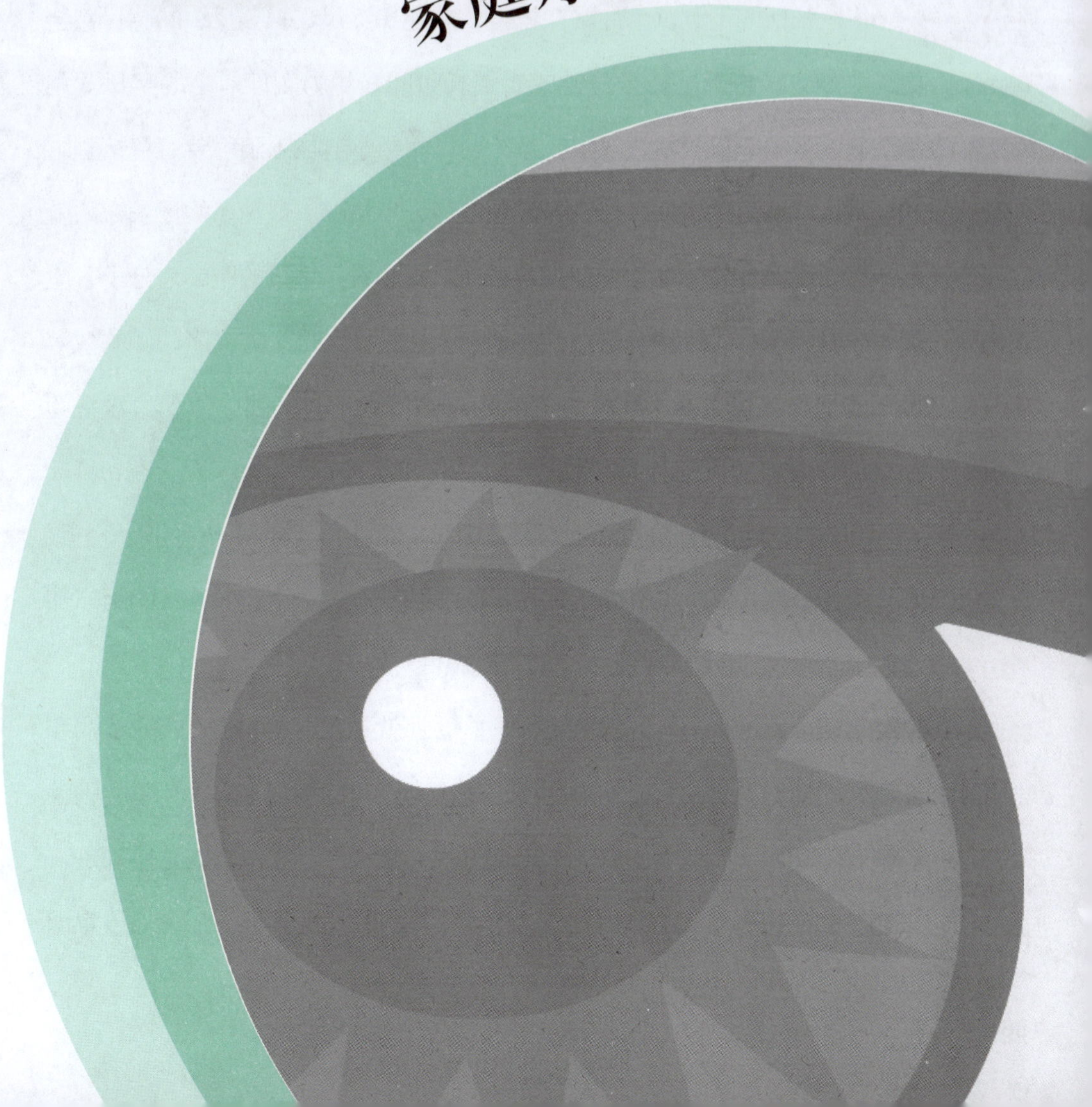

患者并不是任何时候都能够找到很好的眼科医生来缓解病痛。由于本书中提到的治疗眼部疾病的方法比较新颖，患者几乎不可能在附近找到能够理解这一疗法的医生。另外，患者也许担负不起长途跋涉的费用，抑或是没有足够的时间离家来接受治疗。对于这种情况的患者，我想说的是，大部分人在没有医生或其他人帮助的情况下，也都有可能治愈眼部疾病。他们可以自己做治疗。为了达到这一效果，他们也没必要完全理解本书所写的内容，或者是任何其他的书籍。他们只需要遵照少数几条简单的方法操作就可以了。

将一张斯内伦测试卡片贴在墙上，站在10英尺、14英尺、20英尺甚至更远的地方，每天坚持半分钟或者更长时间，尽力阅读最小的字母。用手掌遮住其中一只眼睛，双眼交替练习，用手掌遮住眼睛时要避免接触眼球。记录下练习的日期以及进程，观察其进步情况。最简单的记录方法就是使用眼科医生的分数法记录视力状况，实际看到字母的距离为分子，应该可以看到字母的距离为分母。测试卡上一排排字母上方或者一侧的数字显示的是正常视力的人可以看到的相应字母的距离。因此，视力水平为10/200（0.05）则表示大写字母C本应在200英尺被看见，而实际上在10英尺以外的地方就看不到了。视力水平为20/10（2.0）则表示第十行的字母，原本正常视力在10英尺以外的距离并不能看到，而实际上在20英尺的距离却看到了。用我的方法练习的人一般都这么做。

另一个测试视力的方法要更好一些，那就是在近点和远点，光线弱和光线强的情况下对比字母的黑色度。在视力正常的情况下，黑色不会因为照明或距离而发生改变。它在远点与近点、光线弱与光线强的时候都是一样的。如果在上述的这些情况中，出现了不同程度的黑色，那么你该意识到你的视力有问题了。

没有佩戴眼镜的12岁以下的儿童，可以通过以上的方法在3个月、6个月或者1年的时间内治愈视力的缺陷问题。尚未佩戴眼镜的成年人也可以在短短一两周的时间内得到矫正。如果情况不是十分糟糕的话，他们也有可能在3~6个月的时间内被治愈。对于已经佩戴眼镜的儿童或成年人要更难缓解一些，他们需要经常练习我在别的章节中提到的眼部放松的方法，并且他们要花费相当长的时间来坚持治疗。

绝对有必要丢掉眼镜。如果想要痊愈，就不能接受折中的措施。不要尝试任何度数较小的眼镜，也不要为了应急而佩戴眼镜。那些不论任何理由都没法摆脱眼镜来做到这些的人，是不可能自己治愈眼疾的。

佩戴过眼镜的儿童和成人必须每天坚持用斯内伦测试卡训练一小时或者更长时间，并且也要平衡好时间用别的东西来练习。如果患者能准备两张斯内伦测试卡，效果能更好些。将其中一张放在近点的位置，即眼睛能清晰地看到的距离；另外一张放在10或20英尺的地方。由于患者在近点看到字母能够留下无意识的记忆，这能帮助其看清远处测试上的字母，因此患者会发现视线在近处与远处测试卡之间的转换对改善视力非常有帮助。

如果你没有现成的斯内伦测试卡，你也可以自己制作一张：在白色的卡片或白纸上涂写上合适大小的黑色字母。卡片自上而下字母的直径约为：35英寸、1 3/4 英寸、1 1/4英寸、7/8英寸、11/16 英寸、1/2 英寸、3/8 英寸、1/4 英寸、3/16英寸。

如果患者能得到拥有正常视力的人的帮助，那将有很大的优势。实际上，病情顽固的患者会发现：若没有所谓的“老师”的帮助，他们不能说完全不可能，但很难自己治愈眼疾。所谓的“老师”如果想要帮助患者，他自己必须能在我们推荐的各种方法中得到益处。如果他的视力是1.0，他必须保证能够提高到2.0甚至更高。如果他原本可以在12英寸的距离看到极小的字体，那么他必须学会在距离6英寸或3英寸处阅读这些小字。另外，他还必须对自己的视觉记忆有足够的控制力，以减轻并最终避免痛感。无论是近视还是远视的人，通常都不能很好地记住黑色来减轻并消除痛感，所以对于顽固性病例，他们也不能带来实质性的帮助。另外，如果他本人都没有成功地运用过这些方法，那么他就不可能用这些方法帮助别人。

希望维持并提高孩子视力的家长们应该鼓励孩子每天都阅读斯内伦测试卡。实际上，每个家庭都应该有一张斯内伦测试卡，因为恰当地使用该卡片可以有效避免近视等屈光不正的发生，帮助提高视力。即使是在视力正常的情况下，也能使功能性紧张的问题得到改善。父母应该将自身的视力改善到正常水平，以免孩子模仿他们错误的用眼方式，使眼睛处于紧张状态中。他们还应该充分掌握中央注视的法则以减轻并最终避免痛感，以便教孩子们也按照统一的方法来做。这种练习方式不仅能够有效地避免病痛的折磨，也对身体健康大有裨益。

第二十三章

学校预防近视失败的原因

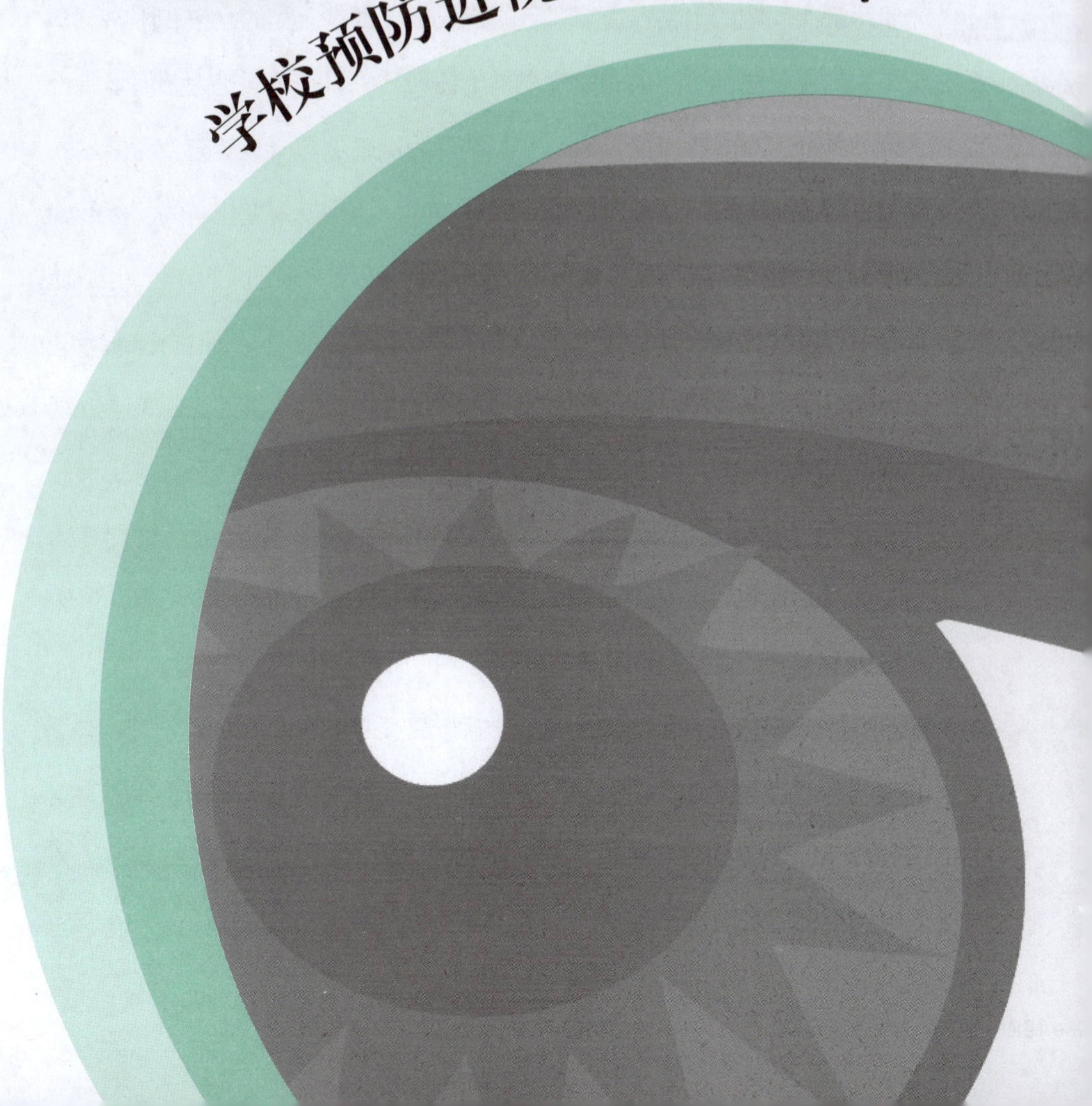

眼科学内没有任何一个阶段，甚至是调节问题也无法像近视的起因和防治一样成为如此备受关注的学术研究和讨论的话题。远视通常被认为是先天眼球畸形造成的，散光直到近期也被认为绝大多数是由先天因素引起的，因此，对于上述情况既无需任何解释，也没有防治的可能。然而，近视似乎更需要防治的方法。于是，鉴于预防近视具有重大的实际意义，众多知名人士呕心沥血花费数年精力潜心研究，致力于攻克这一难题。

关于它的起因，大量的数据被收集，如今仍在统计中。有关这一话题的文献也占据了图书馆的大量空间。然而，即使熟读这些文献，仍然也不能获得解决问题的出路；留给读者的绝大部分都是无尽的绝望和困惑。甚至，人们都无法就该疾病的发病率得出任何结论。一方面是因为根本就没有统一的标准和治疗方法，另一方面是因为从来没有研究者充分考虑这一事实：眼睛的屈光不正现象不是一成不变的，而是持续变化着的。然而，毫无疑问，绝大多数儿童在刚开始上学时，并没有眼部的问题。但是随着教育程度的增加，患病数量及近视的度数都稳定增加。来自布雷斯劳的Hermann Cohen教授对超过1000个儿童的眼睛进行调查研究。他关于近视的报告最先引起了普遍的关注。他发现，在村庄的小学中近视率几乎低于1%，中学达到20%~40%，体育馆达到30%~35%，而在专业院校则高达53%~64%。欧洲和美国的很多城市按照他的研究重复了类似的调查，虽然在数据上与他的报告有所不同，但是每个城市都印证了他的理论。

这些情况无一例外地将矛头指向近距离过度用眼。然而，根据眼睛中的晶状体是调节媒介这一理论，找到为何近距离用眼会带来如此效应的原因却有些困难。根据眼球伸长能够引起调节这一推测，人们很容易理解为何过度的调节会引起永久性的伸长。但是为什么这种对晶状体调节能力的过度需求会带来眼睛形状的改变而不是其自身形状的变化呢？大量的答案试图对此问题进行解答，但是到目前为止仍没有一个解释令人满意。在研究儿童的病例中，大多数权威人士认为，由于眼膜在青少年时期要比成年时期更柔软，所以它们不能承受近距离看东西时所产生的眼睛内部压力。当出现屈光不正的问题时，如出现被认为是先天性的远视和散光时，人们一般认为，为了看清东西，眼部会努力调节，从而产生刺激和紧张，而这两者又促使了近视的产生。当这种病情发生在成人身上时，则需要给出另一种解释。事实上，许多农民以及其他不需用眼睛看近处的人都患有近视，因此，一些权威人士将这种异常病情分为两类：一类是由必须用眼睛看近处的工作造成的；另一类则与此毫不相关，简单认为是由遗传造成的。

因为不可能废除教育制度，所以人们做了很多尝试，试图将它所要求的读书写字和其他需近距离用眼的学习所带来的负面效果降到最低。各种权威人士对以下各方面制订了详细的规定，如教科书上字体的大小、每行句子的长度、每行之间的距离、书本与眼睛之间的距离、教室灯光的数量和布局、书桌的结构和焦点没有改变的情况下用眼时间长度等。甚至设计出了脸部支架使眼睛和书桌保持规定的距离，以预防孩子弓背，这种支架被认为会造成眼球充血，从而引起眼球伸长。实际上，以仔细认真而著称的德国人发明这种支架是在折磨孩子，但是Cohn 从来不允许他自己的孩子在不使用该支架时写字，“即使是坐在最好的书桌前”。

这些预防措施的结果令人感到沮丧。一些观察人员报告说近视率在那些进行规定改革的学校里只是稍微有所下降，但是总体上，Risley 观察到在Norris 和Oliver 合著的《眼疾的系统》（*System of Diseases of the Eye*）这本书中关于该主题的讨论，“并没有明显改善教育过程带来的有害结果”。

“它是一个重要的但令人沮丧的事实，”他继续说道，“Cohn发现近视率和近视程度在他尤其孜孜不倦地推行卫生安全改革的学校里上升了，同样的情况也发生在Just的观察结果里，Just 检测了Zittau 两所中学里1229名学生的眼睛，这两所学校的卫生条件都很好。然而，他发现学校里良好的安排并没有在任何程度上减少近视上升的比率。”

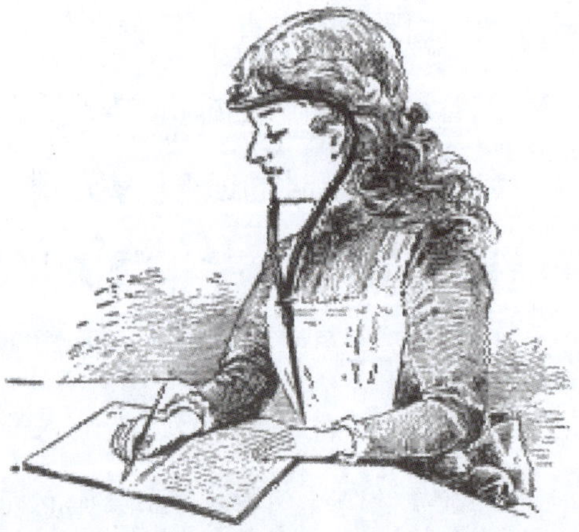

图23-1 Kallmann（一位德国眼科医生）设计出来的脸部支架

对该主题的进一步研究只是增加了其难度，但是同时它往往减轻了学校以前所承担的对近视产生的大部分责任。正如《美国眼科百科全书》所指出的那样：“近视是由需近距离用眼的工作所导致，又因城市生活和光线极差的住房条件而加剧的，但是这种理论在统计数据面前正在逐渐地瓦解。”

例如，在伦敦进行了一项调查，进行调查的学校都是经过精心挑选的，以显示各种影响因素所产生的不同结果，包括会影响到孩子的卫生因素、社会因素和种族因素。实际上调查发现，在光线和灯光最好的教室里学习的孩子患近视的比例要比在照明条件差的教室里学习的孩子患近视的比例还要高，尽管后者近视程度要比前者近视程度高很多。同时也发现在学生很少近距离用眼的学校出现近视的情况与其他学校一样多。此外，只有少数孩子的眼睛会变得近视，但是所有的孩子实际上承受着同样的影响，即使在同一个孩子身上一只眼睛可能会近视，而另一只眼睛视力却是正常的。关于“近视是由眼睛遭受的外部影响所造成的”这个理论，其不能解释这个事实，即在同样的生活条件下，不同人的眼睛以及同一个人的两只眼睛的视力是不一样的。

鉴于在早期理论基础上无法完全解释这些情况，所以现在有人倾向认为近视是由遗传造成的，但对这一点还没有提出令人满意的证据。总是拥有良好视力的原始人在受到文明生活条件的影响时，会像其他人一样快速变得近视，如在卡莱尔的印度学生就是这样，这个事实似乎是反驳近视是由遗传造成的这一观点的结论性证据。

虽然对于近距离用眼的限制措施和对灯光、书桌、字号等的管控措施屡屡失败，但大多数遗传理论的倡导者依然认为在不良条件下近距离使用眼睛可能是造成近视的第二病因。然而，Sidler-Huguenin 发现此类预防措施带来的益处非常小，本书之前也引用过他的言论，所以他认为近视的人可以像成为农民或护林员那样成为一名工程师，根据他诊断屈光不正患者的经验，对于亮眼度数不同的患者，他甚至认为使用近视的眼睛可能比不使用它们对视力更好。在150个病例中，病人实际上只使用一只眼睛，他报告说较弱的那个眼睛会慢慢地变得越来越近视，有时候情况会变得很严重。这是对与此相关的所有已被接受理论的公开反驳。

近视的蔓延、对其起因的解释不足以及所有预防方法的无效促使一些有威望的专家得出结论——被拉长的眼球是根据文明需要进行的自然生理适应。为了反驳这个观点，可以提出两个无法回答的观点。一个是近视眼不能像正常视力的眼睛那样清晰地看近点的事物；另一个观点是缺陷有继续恶化的倾向，会带来严重后果，经常以失明而告终。如果大自然通过拉长眼球的方式尝试着调节眼睛，以使其适应现代文明，那么它是在用一个很笨拙的方式做这件事。的确，很多权威人士认为存在两种近视，一种是生理上的，或者说至少没什么危害；另一种是病理性的。但是因为不能肯定地说在某个特定病例中，病人情况是否会恶化，所以这种分类，即使是正确的，也只是在理论上比较有意义，在实际应用上并没有太大价值。

在一百年间，我们一直在被误导，陷入失望与矛盾的困境中。但是鉴于事实真相，这个问题其实非常简单。根据第五章和第九章给出的事实，很容易就能理解为什么以前预防近视的努力都失败了。所有这些努力和尝试的目的在于减轻近距离用眼对眼睛产生的拉力，却忽视了眼睛看远距离物体时产生的拉力，他完全忽视了潜在于视力紧张下的精神紧张。原始社会的孩子与现代社会的孩子在不同历史条件下所接触的东西大不相同，后者从书本上学习知识、在纸上写字，而前者却不用这样做。在接受教育的过程中，现代孩子每天被关在四堵墙内好几个小时，由老师看管着，而这些老师经常会很急躁。他们甚至被强迫长时间保持一个姿势。他们所要求学习的东西可能会以一种极度枯燥的方法进行展示；他们会不断地强迫自己去想获得高分和奖状，而不是认真思考，获取知识。一些孩子能更好地承受这些不正常的压力，但很多孩子却不能忍受这种紧张，因此学校变成了近视等其他屈光不正问题产生的温床。

第二十四章

学校成功防治近视的方法

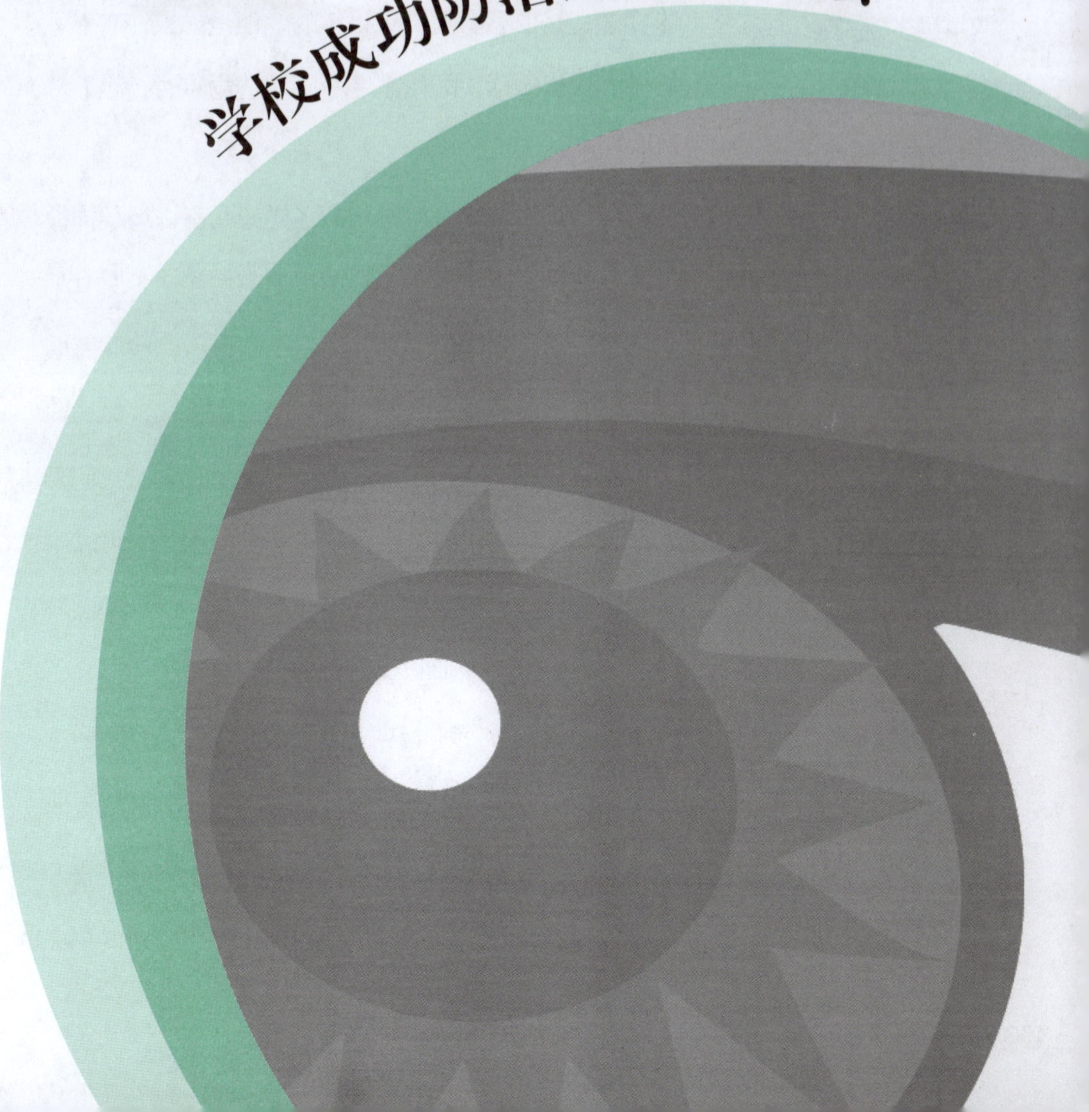

视力再好的眼睛也不可能看到所有的物体，除非你之前看见过该物体。当眼睛看不熟悉的物体时，通常会尽力去看，此时就会产生屈光不正。当孩子们看黑板上不熟悉的笔迹或数字以及远处的地图、图表或是图片时，检眼镜经常显示他们是近视眼，尽管他们在其他情况下眼睛是正常的。这种现象也会发生在成年人看远处不熟悉物体的情况下。然而，当眼睛看熟悉的物体时，情况就会完全不同。此时，眼睛不仅没有任何紧张感，而且之后看不熟悉物体时的紧张感也会减轻。

这为我们提供了一种克服现代教育系统下学生所承受的心理紧张的方法。如果大脑处于紧张状态，是很难看清所有物体的，但是如果在看熟悉的物体时，孩子们能够做到放松的话，即使是在看陌生的物体时，也能够在非常短的时间内保持这种放松。

1903年，当我对北达科他州的大福克斯的1500名学校儿童进行视力检测时，发现在很多情况下，在第一次检测中不能读出斯内伦测试卡所有字母的学生可以在第二次或第三次检测中读出来。在对一个班级的检测完成后，有时，那些未能读出所有字母的孩子会要求进行第二次检测，然后通常他们会以完美的视力读出整张测试卡。这种情况经常发生，所以我们必然可以得出以下结论：通过阅读斯内伦测试卡，视力在某种程度上可以改善。在一个班级里，我发现有个小男孩起初表现得有点近视，但是经过鼓励，能够读出测试卡上的所有字母。老师问我这个男孩的视力怎么样，因为她发现他近视非常严重。当我告诉老师他的视力很正常时，她持怀疑态度，并向我暗示说，这个男孩要么已经记下了所有的字母，要么就是其他的孩子在提示他。她说，他看不清黑板上的字迹和数字，也不能看清墙上的地图和图表，甚至不能认出街对面的行人。她让我再次检测他的视力，在她的监管下，我仔细认真地做了，之前她的种种猜疑都被排除了。这个男孩再一次读出了测试卡上的所有字母。然后老师继续测试他的视力，她在黑板上写了一些单词和数字并要求他读出来，他正确地读出了黑板上的内容。然后她又写了一些单词和数字，他也全部读了出来。最后，老师让他站在25英尺的距离处告诉她钟表的时间，他也正确地做到了。这是一个戏剧性的情景，老师和学生们都对其非常感兴趣。班级上还有其他3个人也有类似的情况，他们的视力在之前看远处的物体时有缺陷，但是对他们的眼睛进行检测的几分钟后，他们的视力都变成了正常。所以，经过此番演示后，老师要求将斯内伦测试卡永久地放在教室里是一点都不奇怪的。学生们必须每天至少一次按要求从他们的座位处先用双眼，然后再用手掌遮住其中一只眼睛，双眼交替练习看斯内伦测试卡上最小的字母。在用手掌遮住眼睛时，学生要避免压到眼球。更要经常鼓励那些有视力缺陷的学生去看斯内伦测试卡，而且事实上，在他们发现这种练习可以帮助他们看清黑板上的字迹，消除之前用眼过度造成的疼痛或其他不适感时，就不需要继续鼓励他们了。

在另一个有40名学生的班级里，学生的年龄在6~8岁之间，其中有30名在经过视力检测后获得了正常的视力。其余的学生在老师的监管下，在远处看斯内伦测试卡上的字母一段时间后，视力也恢复了正常。这位老师在任教的15年中一直有注意到，每年秋天开学的时候，学生们都可以在自己的座位上看到黑板上的字迹，但是，在寒假前，所有的学生无一例外地抱怨他们在超过10英尺的距离处就看不清黑板了。在得知每日练习向远处集中注视熟悉物体带来的好处后，这位老师在她的教室里挂上了斯内伦测试卡，并且要求学生们每天坚持练习。结果就是，8年来，在她的悉心照料下，再没有学生有过视力缺陷。

这位老师将学生在学习期间视力不断下降归因于她的教室位于地下室，光线很差。但是在光线充足的教室，老师们也发现了同样的情况。然而，把斯内伦测试卡分别挂在光线充足以及光线很差的教室里，让孩子们天天阅读，视力不仅不会继续下降，反而会有所改善。之前视力在正常水平以下的同学的视力会有所改善，大多数情况下，会恢复到正常水平。而且那些视力本来就正常的同学，也就是1.0，实力提升到了1.4或2.0。不仅近视眼可以治愈，在近处看物体的视力也得到了提高。

应大福克斯学校监管部门的要求，这个系统被引进到该城市的所有学校并一直使用，持续8年的时间。在这段期间，学生的近视状况多有改善，近视率由最初的6%下降到目前的不到1%。

1911年到1912年，同样的系统被引进到纽约市的一些学校，这些学校的在校人数大约是1万人。很多老师忽略了使用斯内伦测试卡，因为他们无法相信一个如此简单的方法、与之前教育方法如此不同的一个方法会取得这样惊人的效果。其他人把测试卡放在壁橱里，只有在进行日常视力训练的时候拿出来，唯恐学生将测试卡的字母记下来。因此，他们不仅给自己施加了不必要的负担，而且他们所做的一切都违背了这套系统的目的，因为这套系统是为了向孩子们提供每日练习在远处看熟悉物体的机会。然而，也有相当多的老师能够坚持并灵活地运用这套系统，这样，不到一年的时间里，他们的报告显示，在3000名视力有缺陷的学生当中有超过1/3的学生已经通过这种方法恢复了正常的视力。在这些学生当中，有一些学生和许多大福克斯学校的学生一样，在几分钟之内情况就有所缓解。许多老师的视力也得到了治愈，而且有些老师立刻就恢复了正常视力。许多情况下，这套系统的效果都非常惊人，让人难以置信。

在一个有心理缺陷的孩子的班级里，几年来，老师一直对孩子们的视力做着记录。他发现，孩子们的视力状况每学期都会变得更差。然而，斯内伦测试卡被引入后，孩子们的视力得到了改善。此后，健康委员会派来了一名医生对孩子们的视力进行检查，所有的孩子都被要求戴上了眼镜，即使是视力很好的孩子也被要求戴上了眼镜。随后测试卡被停用了，因为老师们认为孩子们已经戴上了医生配好的眼镜，测试卡会妨碍眼镜对学生们视力的治疗。但是，很快学生们开始丢失、打破或扔掉他们的眼镜。有些学生说眼镜使他们头疼，或者说不戴眼镜会更舒服。一个月左右，健康委员会提供的眼镜基本都不见了。然后老师又能够自由地恢复使用斯内伦测试卡。它所带来的好处也立即显现出来。同时，孩子们的视力和智力也都有所提高，并且很快很多学生被转入到普通班，因为他们在学业上能够跟得上其他学生。

另一位老师讲述了一个同样有趣的经历。她曾教过的一个班级的学生无法升到高年级，很多学生在学业上很落后，有些同学还经常旷课。他们所有的人视力都有缺陷。斯内伦测试卡被挂在所有学生都可以看到的地方，那个老师也按我的指示引导学生练习。6个月后，除了两名学生，所有学生的视力都恢复了正常，但是那两名学生的视力都有很大的提高，同时，那些不爱学习的以及经常旷课的学生都成了好学生。那个不爱学习的学生之前拒绝学习是因为他看书或看黑板的时候会感到头疼，而且他也发现在某种程度上，斯内伦测试卡给他带来很大益处；虽然老师让他每日读一次，但他只要感到不舒服时，就看测试卡。结果显示，几周后，他的视力恢复正常了，而且对学习的抗拒性也消失了。那个经常旷课的学生往往一周两三天都不到学校，他的父母和训导员都无能为力。令老师非常惊讶的是，自从看斯内伦测试卡后，他从未再旷过课。当老师问他原因的时候，他告诉老师，以前迫使他旷课的原因是，当他努力读书或看黑板上的字时，眼睛会感到无法承受的疼痛。他说，看过斯内伦测试卡后，他的眼睛和大脑都得到了休息，而且在阅读时也没有一点不舒服的感觉。

为了消除对孩子们视力改善原因的所有疑虑，专家们进行了很多使用斯内伦测试卡以及不使用斯内伦测试卡的对比实验。在其中的一个实验中，视力有缺陷的6名小学生每天进行视力测试，为期一周，该测试没有测试卡，结果视力状况没有任何改善。此后，测试卡被挂上原位。这组学生按要求每天练习看斯内伦测试卡。一周以后，所有学生的视力都得到了改善，其中5名学生的视力还恢复了正常。另一组视力有缺陷的学生的情况类似于此。在不使用斯内伦测试卡的那一周，视力没有任何改善；但是使用测试卡做远处视力练习后，所有学生的视力都有明显的改善，一个月后，所有学生的视力缺陷都被治愈了。为了确保老师们所做记录的可靠性，有一些校长要求健康委员会派一名检察人员来检查孩子们的视力。无论什么时候检查，都能证明老师所做的记录是可靠的。

有一天，我参观了罗彻斯特市，在那里我打电话给公立学校的监管人员，告诉他我的预防近视的方法。他非常感兴趣，并邀请我将这个方法引入到他监管的一所学校里。我按照他说的做了，3个月后他寄给我一份报告，报告显示所有孩子的视力都得到了改善，而且相当多的孩子两只眼睛都恢复了正常的视力。

其他很多城市已经采用了这种方法，并取得了相同的结果。所有孩子的视力都得到了提高，而且许多人在几分钟、几天、几周或者几个月的时间里视力都恢复了正常。

很难发现这个方法的弊端，因为这套系统改善了所有孩子的视力，没有任何孩子的视力变得更差。显而易见，这套系统一定会预防近视。但是这并不能说明学校之前使用的任何一个方法都能预防近视。所有其他的方法都基于这样一个理念：近处工作的过度用眼会导致近视，而且所有的这些方法最终都失败了。

很显然，这种方法也一定能预防其他屈光不正。因为远视眼被认为是先天的，而且直到最近散光也被认为是先天性的，所以屈光不正曾经一度不被人们重视。然而，所有知道如何使用检眼镜的人都能在几分钟内发现这两种病症都是后天的。因为无论眼睛远视或散光多么严重，通过练习轻松地看一个空白表面后，视力都可以恢复正常。同样也可以证实当孩子们学习读书、写字、画画、缝纫或是做其他任何要求他们在近处看不熟悉的物体时，都会产生远视或远视散光。这种情况同样适用于成年人。据我所知，这些事实之前并未被报道过，它们告诉我们，孩子们首先应接受的就是眼部教育。他们在学习上取得巨大进步之前，必须能够毫不费力地在近处看陌生的字母或物体。但是无论在任何情况下，要想取得这个结果，都必须每日练习看远处的斯内伦测试卡。如果孩子们通过这种方法使远处视觉能力得到改善，他们也就可以在近处轻松地看物体了。

如果老师们不戴眼镜，这个方法就更成功了。事实上，老师戴眼镜的习惯对孩子们的影响是不利的。知道屈光不正可以治愈后，大家也会乐于接受不戴眼镜的限制。学生不仅会模仿戴眼镜老师的视觉习惯，而且这种以视力缺陷为标志的神经紧张也会使学生处于相似的情境中。同一年级的不同班级在同样的光线条件下，不戴眼镜老师的班级里的学生视力比戴眼镜老师的要好。

有一次，我测试了戴眼镜老师的班级里学生的视力，发现情况非常不妙。当老师有事不在教室的时候，我又再次检查了他们的视力。这次的结果比上次的结果要好。当老师回来的时候，她问了其中一个非常紧张的孩子的视力状况，当我要继续对其测试时，老师站在他的前面，并说道："现在，如果医生让你读出测试卡，你就照做。"这个男孩什么也看不到。然后她站在他的身后，情况就如她走出了教室一样，这个孩子就能够读出整张斯内伦测试卡的内容。

如果我们能够合理改良教育系统，那么将会获得更好的结果。然后我们才有可能像游记里描述的原始人那样拥有惊人的视力。但是，即使在现存条件下，已经值得肯定的是，屈光不正并非是我们要为教育付出的代价。

美国至少有1000万名学生有视力缺陷。这使得他们无法充分利用国家提供的教育机会。视力缺陷不仅损害了他们的健康，也浪费了纳税人的钱。如果继续下去的话，将会给学生的整个生命带来负担和障碍。在很多情况下，这是造成持续痛苦与苦难的根源。但是实际上，通过每天练习看斯内伦测试卡，所有视力缺陷都是可以治愈的，也可以预防新眼部疾病的发展。

为什么我们的孩子得受罪戴上眼镜，却不采取这种简单的缓解视力的方法呢？实际上这一做法不需要任何花费。在许多情况下，就像在纽约的一些学校那样，甚至不需要购买斯内伦测试卡，因为它们已经用于测试孩子们的视力了。它不仅不会给老师带来额外的压力，而且，通过改善学生们的视力状况、健康状况、品行及心理状况，它也会减轻老师的工作量。

进一步来说，这种方法不会造成任何伤害。然而，为什么一些学校迟迟不把这种方法引入呢？如果仍然有人认为需要进一步的调查和讨论，那么我们可以调查和讨论一下孩子们在拿到测试卡之前与之后的情况。但如果这么做，我们可能会让下一代继续受视力缺陷的折磨，而文明进步的步伐也会继续被视力缺陷阻挠。因此，我呼吁本书所有读者运用自身影响力，努力推动本方法的实施。

学校里使用斯内伦测试卡防治有缺陷视力的指南

将斯内伦测试卡永久地挂在教室的墙上，每天让学生们默默地练习从他们座位处分别用一只眼睛看测试卡上最小的字母，此时要用手掌遮住另一只眼睛，但是要注意不要压迫眼球。这不会花费大量的时间，足以在一周的时间内改善所有学生的视力，并在几个月、一年或者是更长的时间内治愈所有的屈光不正。

应该鼓励视力有严重缺陷的孩子经常阅读斯内伦测试卡。在医生指导下戴眼镜的孩子可以不参加，因为如果他们戴着眼镜，这种练习对他们没有任何好处。

虽然不是必须的，在这种方法被引入之初就应该对每一个孩子的视力做好记录，并在之后方便的时间间隔为孩子做好视力状况的记录，如每年一次或者更多，这将会是很有帮助的。这一任务可以由教师来完成。

记录应该包括学生的姓名、年龄和测试日期，以及在20英尺距离处测试的每只眼睛的视力。例如：

约翰·史密斯，10岁，1919年9月15日

右眼视力0.5

左眼视力1.0

约翰·史密斯，11岁，1920年1月1日

右眼视力0.67

左眼视力1.4

一定程度的监管是相当有必要的。懂得这种方法的人应该每年至少一次走访每一个教室以回答各种问题，鼓励老师们继续使用这种方法，记录报告并提交给有关当局。无论监督人、老师还是学生都不必完全了解眼睛的生理状况。

第二十五章

艾米丽的故事

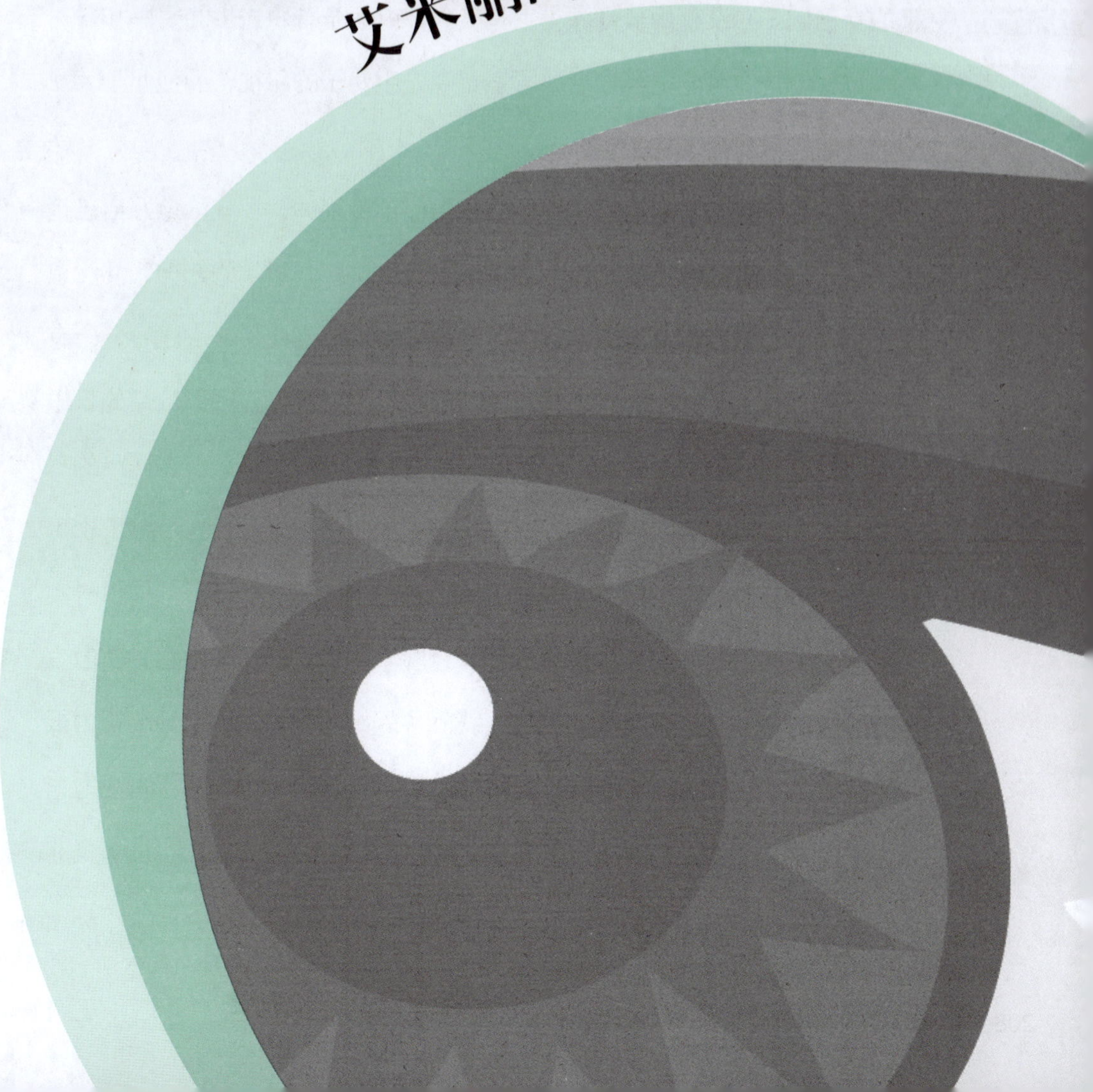

本书介绍了不戴眼镜治疗视力缺陷的方法，其所产生的功效已经在成千上万的病例中显现了出来，不仅在我自己的治疗中，还在很多我不认识的患者身上体现了出来。对几乎所有的患者来说，当他们自己得到治愈后，会继续帮助治愈其他患者。一天晚上在一个社交聚会上，一位女士告诉我她见过许多我的患者，但是当她说起他们的名字时，我发现我记不起来她说的任何一个名字。

“这是因为你是间接为他们治疗的，”她说，“你并没有亲自为琼斯夫人或布朗夫人进行治疗，但是你为斯密斯夫人治疗了，而她又治愈了其他的女士们。你没有为辛普森先生和夫人，或者辛普森先生的妈妈和哥哥治疗过，但是你可能记得你治愈了辛普森先生儿子的斜视，而他儿子为家庭的其他成员进行了治疗。”

一些学校使用斯内伦测试卡预防和治疗不良视力，那些治愈好自己视力的孩子们总是满怀热情和成功的喜悦之情去实践眼科学的知识，并治愈了他们同学、父母和朋友的不良视力。他们把治疗当成了一次比赛，所有的孩子们都充满了强烈的兴趣观看着每个学生的进展。在阳光灿烂的日子里，当这些患者很清楚地看到东西时，到处充满喜悦之情，但在黑暗的日子里，却充满了沮丧和忧郁。一个小女孩在6个月里治愈了26个孩子；另外一个女孩在3个月里治愈了12个孩子；还有个小女孩发起了多种眼科实践活动，其所做的事情让那些年长的和经验丰富的医师都为她感到骄傲。一天我去拜访了该女孩所在的学校，我问了问她的视力，以前她的视力很不好，但现在视力好多了，也不怎么头疼了。我检测了一下她的视力，发现很正常。然后另外一个孩子也开始和我说话，其视力以前也一直非常差。

“我现在也可以看清楚所有东西了，”她说，“一个叫艾米丽的女孩治好了我。”

“真的？”我说，“她是怎么治好你的呢？”

这个女孩解释说艾米丽让她阅读斯内伦测试卡片，她站在教室的后面离卡片几英尺远，但根本看不清卡片上的东西。第二天她把卡片挪得更远了一点，且每天挪远一点，直到该女孩像其他的孩子一样在教室后面能看清楚卡片为止。然后艾米丽告诉她捂住右眼，用左眼阅读卡片，但这两个女孩都很沮丧地发现，没有捂住的眼明显什么也看不到。她俩咨询了校医，但校医却什么忙也帮不上，还妄言这只眼睛在她出生时就是瞎的，任何治疗都没有用。

然而，艾米丽并没有气馁，她承担起了治疗的任务。她让患者捂住视力良好的那只眼睛，慢慢地走近卡片，走到大概一英尺远的距离时，该患者甚至可以看清很小的字母。接着这个“小医生”满怀信心地治疗患者的另一只眼睛。数月的治疗之后，这个患者变得非常高兴，因为双眼视力都恢复正常水平了。事实上，在这个病例中，该患者只是得了高度近视，而校医并不是一位眼科专家，没有区分高度近视和失明的不同。

在同样的班级里，有个小女孩患上了先天性白内障，但是在我到达该学校时，她的病症已经消失了，同样也是艾米丽帮她消除了病症。学校的校医也曾说除了做手术没有其他办法可以治愈她的眼睛，但她的另一只眼睛视力非常好，幸运的是校医并没有敦促她做手术。艾米丽于是就把这件事揽在了自己身上。她让该患者站在离斯内伦测试卡很近的地方，把视力良好的那只眼睛捂住，结果患者连大写号的字母C都看不清。接着艾米丽把卡片放在患者和灯之间，来回移动卡片。在大概三四英尺的距离处该患者可以模模糊糊地看到移动。接着把卡片移到更远的地方直到患者可以在10英尺的地方看到卡片在移动，并在稍微近一点的距离可以看到字号更大的字母。最终，6个月后，她那只视力很差的眼睛可以像那只视力良好的眼睛一样阅读卡片了。经过测试，她的双眼视力是正常的，我对艾米丽说：

“你真是个了不起的医生，你打败了所有的病魔，你还做了其他什么事呢？”

这个女孩害羞得脸红了，转向她的另一个同学说：

“玛米，请过来一下。”

玛米走上前来，我看了看她的眼睛，她的眼睛看起来一切都很正常。

“我治好了她。”艾米丽说。

“这是怎么回事呢？她怎么了”我问道。

“内斜眼。”艾米丽答道。

“那你是怎么帮她治好的呢？”我问道，越来越觉得惊讶。

艾米丽描述了治疗方法，这与其他病例中所采用的方法非常相似。她患者发现内斜眼的视力非常差，以至于可怜的玛米用那只眼睛几乎看不见任何东西。因此很明显，治疗的过程就是重获视力的过程。因为从来没读过医书，她也不知道治疗是否可以成功，但决定要试一试。她让玛米捂住视力良好的那只眼睛，然后在家里和学校里练习那只视力很差的眼睛，直到视力恢复正常，眼睛不再斜视。学校的校医曾希望给玛米的斜视眼做手术，但是幸运的是，玛米非常“害怕”就没有同意。现在她双眼视力都非常好，也不斜视了。

“还做其他事了吗？”当说完玛米的病例后，我又询问她。艾米丽的脸又一次红了，接着说：

“还有罗丝。过去一段时间她的眼睛让她深受其痛，她一点也看不清楚黑板上的字。她头疼得非常厉害，每次都得离开学校一段时间。医生让她戴上眼镜，但一点也不管用，后来她就不戴了。当你告诉我们斯内伦测试卡能帮助治疗眼睛时，我就开始让她尝试练习。我首先让她近距离地阅读卡片，然后把它往后挪，现在她可以看清所有东西，头也不疼了。她现在每天都来学校上课，我们都非常感谢你。”

这是一个复性远视散光病例。

这样的故事可能会无限期地增加下去，然而艾米丽所创造的令人惊叹的记录却不能被复制；被治愈的患者又治愈了数不清的其他患者，这显示出如第二十四章所讲的这种预防和治疗视力缺陷的方法在学校里产生的好处是深远和广泛的。它不仅治好了屈光不正，还治愈了其他许多更严重的视力缺陷；不仅孩子们得到了帮助，他们的家人和朋友也得到了帮助。

第二十六章

思维和视觉

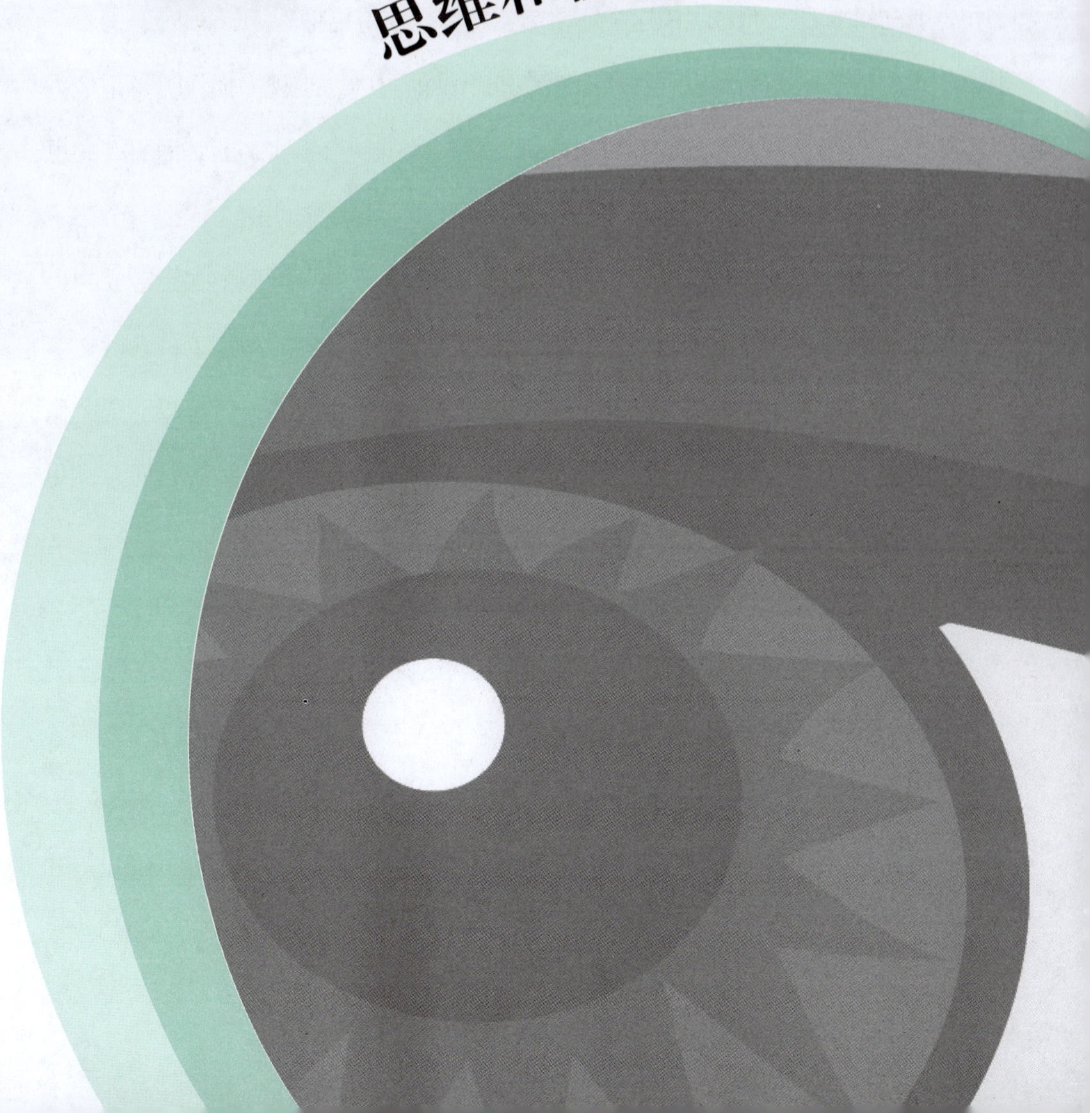

不良视力被认为是造成学校里学生迟缓的最主要原因之一。据纽约卫生局出版的《学校健康新闻报道》记录，1/4的“差生”是由于不良视力而落后的，而普遍的观点却认为合适的眼镜可能会预防这一切的发生。

除了不能看清黑板或眼睛疼痛和不适外，视力缺陷的不良影响还有很多。视力缺陷是思维不正常的一种结果，当思维处于一种不正常状态时，很明显所有的教育都不会有良好的结果。在某些情况下，我们可以给小孩戴上眼镜，以中和这种非正常状况对其眼睛的影响；也可以让患者感觉更舒服点，以在某种程度上提高他的心智能力。但是我们不能从根本上改变其思维状况，而戴眼镜这个坏习惯会使情况变得更糟。

能够很容易地发现在所有损伤的思维能力中，当视力损伤时，记忆力也就损伤了。大部分的教育过程都需要用大脑储存事实，而其他所有的思维过程要依靠一个人对事实的掌握，所以很容易就能明白为什么一个孩子只能取得那么一点点成绩，那是因为“眼睛有问题”而戴上眼镜造成的。原始人有非凡的记忆力，这是因为他们当时没有便利的书写工具进行文字记载，只能依靠记忆，这样记忆力就得到了强化和提高；但是基于记忆和视力关系的已知事实，可以更加合理地假设因为原始人有敏锐的视力，即大脑处于放松状态，其记忆力才会这么好。

在现代人身上也发现了原始人那样良好的记忆力以及敏锐的视力。如果能做必要的测试，毫无疑问会发现这两者总是同时出现。在我近期的一个患者身上，它们的确同时出现了。患者菲比是个10岁的小孩，视力非常棒，用肉眼就能够看到木星的卫星，这点可以用一个事实来证明：她把这些卫星画成一个图，结果和用望远镜看的人画的图完全吻合。她的记忆力也相当好。看完一本书后她可以把书里的内容完整地背诵下来，据说只有麦考利勋爵曾做到过这一点，在没有老师的情况下，她在几天内学的拉丁文比她姐姐在几年里学的还要多，而她姐姐有6度的屈光近视。她依然记得五年前在一个餐厅吃饭，餐厅里服务员的名字、餐厅的门牌号和所在大街的位置。她也记得自己当时穿了什么衣服以及别人的着装。对于其他的事情她也能记得一清二楚，这激起了她很大的兴趣，而她的家人也特别喜欢问她在某个特别场合上的菜单是什么、人们都穿了什么衣服。

当两个人的视力不一样时，会发现他们的记忆力也不一样。有一对姐妹，一个人的视力是1.0，而另外一个人的视力是2.0，她俩学习8句诗所用的时间差几乎与她俩的视力差比率相同。视力是2.0的女孩学习8句诗用了15分钟，而视力是1.0的女孩则需要31分钟。使用手掌遮挡法训练后，视力一般的那个女孩21分钟内学习的诗句超过了8句，而视力是2.0的女孩则只将时间缩短了两分钟，很显然这种变化是在误差范围之内的。换句话说，后者的思维已经处于正常或基本正常状态中，所以手掌遮挡法不会大幅度提高记忆力，而前者的思维处于紧张状态下，获得放松后，便可以通过这种方法提高记忆力。

正如第十三章所讲的那样，一个人两只眼睛的视力不同，记忆力也相应不同，判断依据是根据两只眼睛是睁开的还是视力更佳的那只眼睛是闭合着的。

现在的教育体制总是强迫孩子努力去记东西，但总是以失败而告终。这种做法弄坏了孩子的记忆力和视力。不能再强迫孩子们去阅读，更不能强迫他们死记硬背。我们不费力气就可以记忆，就像不费力气就可以看东西一样，我们越努力记忆或看东西，所能记住的或看到的就会越少。

我们记住的东西都是我们感兴趣的，孩子们学习课程非常困难的原因是他们厌烦这些课。同样的原因，因为厌烦是一种精神紧张状态，会导致眼睛无法正常工作，所以孩子的视力就会受损。

现在教育过程中所采用的一些强制措施可能会唤醒学生的兴趣。比如，Betty Smith 的兴趣是获奖，或仅仅是超过Johnny Jones，这可能会激起她对以前讨厌的课程的兴趣，而且这种兴趣可能会在获取知识的过程中变成真正的兴趣；但这并不代表老师们现在依旧大量采用的各种恐惧激励措施是正确的。相反，这些激励会完全麻痹那些因缺乏兴趣而导致反应迟钝的学生的思维，而对视力造成的影响也是毁灭性的。

简单地说，造成学校孩子们记忆力低下和视力差的根本原因，就是我们不合理和不正常的教育制度。Montessori 曾告诉我们，只有当孩子感兴趣时才能学习。同样的道理，只有当他们感兴趣时才能看清。前面所提到的那两个姐妹的例子就很好地证明了这种事实。菲比有双锐利的眼睛，她可以把整本她所感兴趣的书背诵下来，但却极其讨厌数学和解剖学，不但不能好好地学习这两门课，当把这两门知识灌输到她脑子时她还会变得近视。在微弱的灯光下，她可以看到20英尺处离地1/4英寸高的字母，但当让她在明亮灯光下读出10英尺处离地1~2英寸高的数字时，她却读错了一半。当问有多少个2和3时，她说有4个，最后又说有5个，整个过程她脑子里全是这些讨厌的数字，而检影镜显示她患上了近视。当我让她戴上检眼镜看着我的眼睛时，她说她什么都看不到，尽管看清楚眼睛内部比看清木星的卫星需要更低的视敏度。

相反，患有近视的伊莎贝尔对数学和解剖学充满了热情，很擅长这两门学科。她很容易地就学会了使用检眼镜，就像菲比学习拉丁文那么简单一样。她几乎马上就看到了视神经，注意到中心部位要比四周部位更白。她看到了浅色的动脉和深色的静脉，也看到了血管上浅色的细纹。一些专家都从来没做到这点，没有正常视力的人也不可能做到这一点。因此，在伊莎贝尔看到这一切时， 她的视力一定是暂时性地恢复了正常。尽管视力不正常，但她的视力在看数字时比看字母时要好得多。

在这些例子中，学习和看事物的能力和兴趣息息相关。菲比可以阅读《圣经》影印本，并能逐字逐句地背诵所阅读的内容，她能看到木星的卫星，还能把它们画成一幅图，这都是因为她对这些事情感兴趣；但是却看不清眼睛内部结构，看不清数字，字母也只能看清一半，因为这些东西让她很厌烦。然而，有人建议她在即将到来的考试中考到高分，让老师们大吃一惊，因为他们总是批评她数学成绩不好，所以她唤醒了对数学的兴趣并设法学习更多知识，从而得到了78分。对于伊莎贝尔来说，字母就是她的敌人。她对涉及字母的大部分学科都没有兴趣，因此，在这些课程上总是落后，并患上了习惯性近视。但是当让她看能激起她强烈兴趣的事物时，她的视力就恢复正常了。

简单地说，当一个人不感兴趣时，思维是不受控制的，而没有思维控制，一个人既不能学习也不能看清事物。当视力恢复正常时，不但记忆力会提高，其他的思维能力也会提高。治愈好视力缺陷的患者都有一个共同的经历，那就是他们的工作能力也提高了。

在后文中会引用一位老师的来信，其证实了在获得良好视力后，她“知道了怎样对待学生的思想”，她也变得“更直接、更肯定、更清楚”，而且对“思维的中心注视”很着迷。在另外一封信中，她说：“我的视力变得越好，我的雄心壮志就变得越大，在我的视力较佳的那些日子里，我特别想做点事情。”

另一位教师报告说她的一个学生过去整天都坐在那里什么也不做，很明显对什么都不感兴趣。将斯内伦测试卡引进学校后，他的视力提高了，并且如饥似渴地学习起来，很快就变成了班里最优秀的学生之一。换句话说，他的视力和思维一起变得正常了。

一位快70岁的会计戴了40年的眼镜，在不戴眼镜重获良好视力后，他发现他可以工作得更快、更有效率 ，比以前更不容易感到疲惫了。在繁忙的时候，或人员短缺的时候，他不得不从上午7点工作到晚上11点，一连数周都是这样，他坚定地说工作一天后到晚上都没有早上开始工作时累。以前他比办公室里其他人的工作量都大，总是感到很累。他也注意到自己的脾气有所改善。在办公室工作了那么长时间，比其他的员工更熟悉业务，总是有人向他寻求建议。在视力恢复正常以前，别人的这些小打扰总是让他感到很烦，经常令他发脾气。然而，视力变好后，无论同事们做什么都没有让他感到烦躁。

在另外一个病例中，当患者的视力恢复正常后，其精神错乱的症状也得到了缓解。该患者是一位医生，在找我之前就已经找过许多神经和眼科专家。最后他向我咨询，不是因为他相信我的治疗方法，而是因为对于自己的病情他似乎不知道还能做些什么了。他随身携带了一系列不同医生配出的眼镜，每副眼镜都不一样。他对我说，他戴了好几个月的眼镜却没有任何效果，于是就不戴了，很明显不戴眼镜时眼睛也没有再恶化。户外生活也没能帮助他。自从听从了一些著名的神经病学家的建议后，他甚至放弃了几年的工作，专门跑到大农场去休假，但是这种户外休假对他病情好转没有任何帮助。

我对他的眼睛进行了检查，发现并没有器官缺陷和屈光问题。但他每只眼睛的视力水平只达到正常水平的3/4，并且他承受着复视和各种不适症状的痛苦。他过去看到人都是倒立的，会看到小魔鬼在高楼的顶部跳舞。他还会产生其他的幻觉，由于太多就不在这里一一细说了。晚上的时候，他的视力会很差，看清道路都很困难，当他沿着一条乡村道路行走时，只有把眼睛转向一边，用视网膜的一侧而不是中心看道路时，他才能看得更清楚。在没有征兆和没有丧失意识的情况下，他经常会突然看不到东西。这让他感到非常不安和担忧，因为他是个外科医生，手术很多，挣钱也很多，他非常害怕在做手术时会突然失明。

他的记忆力很差。他都不能记住家里每个人眼睛的颜色，尽管都在一起生活很多年了。他也回想不起家里房子的颜色，不同楼层的房间数量以及其他的细节。他回想自己的患者和朋友的脸和名字时，感到非常困难，或者有的根本想不起来。

事实证明对他的治疗非常困难，主要是因为他对生理光学以及他自己的病情持有数不清的错误观点，并坚持认为所有的这些都应该讨论一下；然而进行这些讨论时，他没收获任何益处。每天他都会滔滔不绝地和我争论好几个小时。他的逻辑能力非常好，显然是无可争辩的，但是却完全是错误的。

他的偏心注视程度非常高，致使他以45度角看斯内伦测试卡上的大写字母 C 时才能看到该字母是黑色的，像他直接看它时一样。紧张和压力对这种情况的影响是巨大的，还会造成散光；但是该患者没有意识到这些，且不相信他的症状有些不正常。如果他看到了这个字母，他会争辩道，他看到的黑色一定和它本身的黑色一模一样，因为他不是色盲。最终他变得可以从斯内伦测试卡上最小的字母上转移目光，比直接看时更糟糕。做到这一点他花了八九个月的时间，但是当结束时该患者说他思想上好像卸掉了一个很重的包袱，整个身体都经历了舒适的休息和完全的放松。

当要求他闭上和捂住双眼回忆黑色时，他说他做不到，他能看到各种颜色，就是看不到黑色，然而当视神经没受到光线刺激时，正常情况下是可以看到黑色的。在大学时他曾经是个狂热的足球运动员，最后他发现自己可以记住一个黑色的足球。我让他想象这个足球被扔到了海里，海浪慢慢地把它卷向远方，它变得越来越小但黑色依然如初。这次他可以做到了，紧张感随着足球的漂流而减弱，直到足球变成报纸上的句号那般大小时，他的紧张感也就完全消失了。只要他能记住黑点，病情就会继续缓解，但是他并不是总能记住，所以我建议他采用另外一种能获得持久缓解的方法。这个计划是使他的视力自动变得更糟糕，但却遭到了他强烈的反对。

“天哪！”他说，“我的视力难道还不够差吗？”

然而经过一周的争论，他决定同意尝试这种方法，结果使人极其满意。他学会了在只有一盏灯的地方看到两盏或更多盏灯，在尽力注视灯上面一点的同时也一直看着灯。这样练习，他变得可以避免导致复视和多视的无意识的紧张，不必为这些不必要的图像而困扰了，同样也预防了其他的幻觉的出现。

最后消失的一个幻觉是他需要努力才能记忆黑色的想法。他的逻辑在这一点上令人赞叹，但是经过很多次治疗后，他开始相信其实并不需要刻意的努力，而当他意识到这一点时，其视力和思维状态立刻得到了改善。

他终于变得可以看见视力值为2.0以上能看见的物体，尽管已经50多岁了，他依旧可以看清6~24英寸大小的菱形字体。他夜晚失明的病情得到了缓解，白天失明的状况也消失了，他还能正确地告诉我他妻子和孩子眼睛的颜色。一天，他对我说：

“医生，谢谢你为我视力恢复所做的一切，而且对于你为我思维所做的一切，我都无法用言语表达对你的感激之情。”

几年后，他给我打电话说他心里满是感激之情，因为他的旧病再也没有复发。

这么多事实表明视力问题和教育问题是紧密联系在一起的，这种紧密程度比我们认为的还要深，而这些问题仅仅靠给孩子们戴上凹透镜、凸透镜或散光镜是根本解决不了的。

第二十七章

患者来信

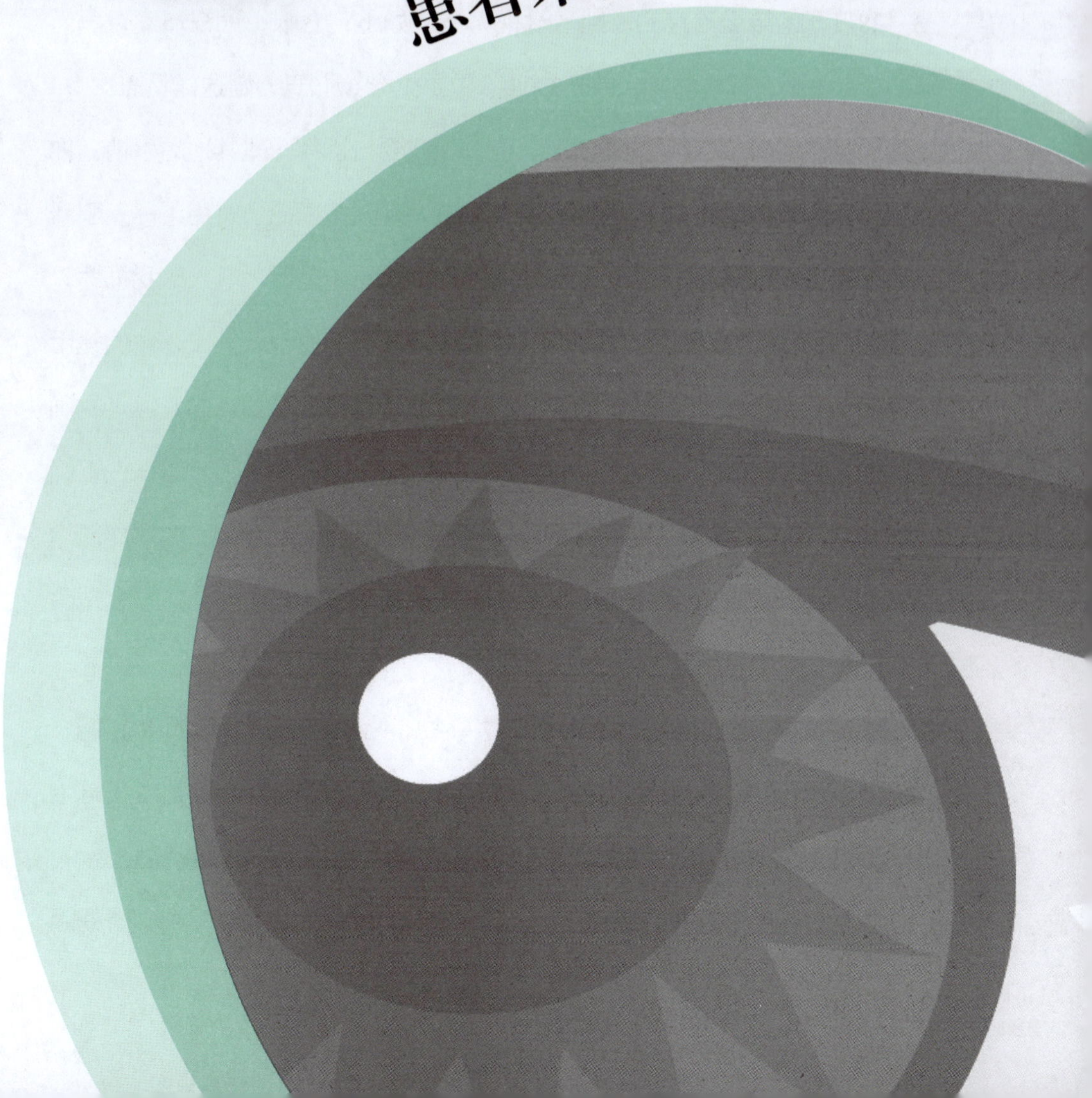

以下的信件是从作者的邮件中随机挑选出来的，还有很多像它们一样有趣的信件。这些信件得以公布，是因为对很多读者来说，患者以自己的话讲述自己的故事比本书前面章节正式地陈述事实要更加有趣也更有帮助。

一位老师的经历

本书里经常指出不良视力总是和不正常的精神状态有关，当视力得到改善和提高时，精神思维机能也会在一定程度上得到改善。下面这封信就是对这个事实的有力解释。该信的作者是一位40岁的老师，她是在1919年3月28日开始接受治疗的。她当时视力情况如下：右眼，远视75度，散光400度；左眼，远视75度，散光350度。在1919年6月9日，她这样写道：

“我将告诉你我眼睛的情况，但首先我要告诉你一些其他的事情。你是第一位向我解释你的理论的人，我立刻发现这些理论太有用了——刚开始时就给我留下了深刻的印象。我选择你的疗法不是因为有人给我推荐，而是因为我自己被你说服了。首先，你相信自己的发现；其次，你的关于眼疾成因的理论是正确的。我不知道自己是怎样知道这两点的，但是我确实知道了。和你交谈之后，我觉得你自己本身和你的发现都是真正正确的。不过关于这种方法能否在我身上取得成功，我有点怀疑。你可能能治愈别人，但是能不能治愈我呢？然而，我果断地采取了治疗，这极大地改变了我，也改变了我的生活。

“我现在视力很好。我喜欢观察事物，喜欢悠闲细心地研究它们，就像小孩子研究事物那样。那时我从来没意识到这一点，但是当我戴上眼镜观察事物时，觉得太烦人了，从那以后观察的次数也越来越少。有一天，我坐在桑迪胡克的船上顺流而下，没有戴那讨厌的模糊不清的眼镜，欣赏着美丽的天空——却可以区分颜色微妙的深浅变化，而这一切也许戴上清晰的眼镜都看不见，对此我欢欣鼓舞。相对以前戴眼镜时，现在事物对我来说变得更有形状、更真实了。我照镜子时可以在平面上看到清晰的自己。

“当然我的眼镜从来不会给我带来这种感觉，但是会带来类似的感觉。现在不戴眼镜我能如此清楚地看清东西，就像环顾四周却没有改变位置一样。我感觉我几乎能做到。

“我很少有时间进行手掌遮挡。但有段时间我感觉到手掌遮挡法的必要性。它和记忆句号的效果一样，这样就不必做其他事情了。我很少会关心自己的眼睛，但有时就会提醒自己是多么地喜欢使用自己的眼睛呀。

“我的精神变得好多了。心境更加平静了，变得更加镇定了，也没有以前那么容易害羞了。我以前从来没对外表现出自己容易害羞或缺乏自信。对所要求的事情我过去常常会毫不犹豫地去做，但是却很难，现在我却发现很容易。眼镜或者不良视力唤起了我的自我意识。它的确是个很大的缺陷，人们对它很敏感却没有意识到它。我指的是不良视力和人们认为戴眼镜的必要性。几天前我试着戴了一副眼镜，发现它会放大事物。我的皮肤看起来就像置于一个放大镜下，东西看起来离得非常近。我柜子上的小物件看起来非常近以至于我想把它们推到远处。这立刻让我感到恼怒，我尤其想把眼镜摘掉扔到一旁。我把眼镜摘掉后才感到平静，所有的东西看起来也都正常了。

“治疗刚开始的时候，我可以很好地用自己的眼睛，但眼睛总是疲劳。我记得在摘掉眼镜两周后，我制作了一张很大的关于自由公债的海报，当发现不使用直尺所做出来的整个海报版面和戴眼镜时所做出来的几乎一样精确优秀时，我感到很吃惊和兴奋。当我用直尺检验时，发现只有最后一行字母写到了线外。即使戴上眼镜我也不可能做得这么好。不过这并不是精细活。大概在那个时候的一天晚上，我用一根很细的针缝补一条黑色裙子的褶边，做这个活儿我有点吃力但也不算太吃力。我那时经常锻炼和进行手掌遮挡。现在我不用再锻炼了，也不用进行手掌遮挡了；我没有感到不适，完全可以随便用自己的眼睛了。有了视力良好的眼睛，我可以做自己想做的一切。我什么也不逃避，抓住每次使用眼睛的机会，从刚开始做所有教学工作，到阅读每项通知、书写所需要的材料，再到关注一切。

“一直到现在总结教学工作：我过去每到月底在总结报告里分析必要的数字时就会头疼，现在却不会头疼了。以前有人来到我的办公室我会感到紧张，现在却不紧张了，相反我热烈欢迎他们的到来。这种变化让人感到愉悦和舒适。并且最重要的是，尽管我最后才考虑到，它让我的教学工作更出色了。我明白了怎样才能做到与别人心灵相通，怎样才能让孩子正确地看东西。最近我讲了一节有关水平圆柱的课，你知道这不是一节让人兴奋和感兴趣的课，但是从其所产生的结果来看这真是一节很棒的课，它紧紧地吸引住了教室里每一个女孩，不管是笨笨的还是聪明的。凭借你教我的知识我能更好更多地利用记忆和想象进行教学，尤其是想象。

“总结一下病情治愈对我自己思维产生的影响：我现在更加直接果断，精神更加集中、更加清晰。简单地说，我能意识到自己精神更加集中了。这是思维的中心注视。我在你最近的文章中看到了这一点，但是很早以前我就意识到它了并且知道怎么去称呼它。”

心态转变

一位44岁的男士从20岁起就开始戴眼镜，第一次见他是在1917年10月8日，当时他不但承受着视力不佳的痛苦，还遭受着头疼和身体不适的折磨。他当时戴的眼镜右眼近视500度、散光50度，左眼近视250度、散光150度。因为他的来访不是很频繁，经常又会戴上眼镜，所以病情进展很慢。但是他身上的疼痛和不适很快就缓解了，几乎一开始时他的视力就得到了大幅度的改善，甚至恢复了正常，眼睛里充满了光芒。于是我鼓励他继续治疗，而且他的精神状态如视力一样也得到改善。他的妻子对他的精神状态尤其感到印象深刻，因此在1919年12月她写道：

“我一度非常迷恋一种想法，即让自己看起来像个孩子以延续自己的青春。这种转变心态的想法对大家来说并不陌生，但是这种心态，或者我应该说灵魂转变会对身体造成影响，让人看得更加清晰，我认为对那些拥有信仰的人来说，这的确是一种奇迹。

“在我丈夫的病例中，的确出现了这种奇迹。因为他不但能够摘下戴了很多年的眼镜，几乎在任何灯光下都可以看清楚并进行阅读，而且我还特别注意到治疗后他心灵的平静。在平静中，他似乎能高效率地做很多工作，而没有承受很强的压力，而压力的后果是毁灭性的精力分散。

“很长一段时间里我都没有发现可能是你的治疗一直在安抚他的神经。但是现在我认为在安静放松的时间里，每天两次或三次，他用字母卡片进行练习，这一定产生了有益的效果。他本身就很热情，而且他的神经特别容易被刺激到，以至于过去的几年里他经常会周期性地过度紧张。当然，他精神状态的好转很大程度上得益于视力的提高与紧张的缓解。但是我倾向认为间隔的安静和平静是非常有益的，为什么安静和平静不应该是有益的呢？我们靠刺激物生活着，各种各样的物理刺激物和精神刺激物。一旦这些刺激物消失了，我们感觉自己就是行尸走肉，但是如果我们保留青春常态，你难道不认为我们会很幸福地对待自然简单的事情吗？”

25年后的缓解

那些被广泛接受的治疗视力缺陷的方法让很多人受益匪浅，但仍旧有少数病例从这些方法中得到的帮助很少，或根本没有得到帮助，对此每个眼科专家都了如指掌。这些患者有时候会在绝望中放弃寻找病情缓解的方法，有时候却固执地继续寻找，从不放弃自己的信念，尽管经历过专家的宣判，但依然相信在世界的某个地方一定会有人拥有良好的医术，可以用合适且正确的眼镜治好他们。这些患者对放松治疗法的反应速度非常快，很好地解释了此方法相对于眼镜和肌肉移除方法的优越性，这令人感到很吃惊。在下面这个病例中，放松法在24小时内产生的效果是旧方法在25年里都做不到的，而很多著名的专家却经常使用这些旧方法。

该患者是一位49岁的男士，伴随他不良视力的是持续的疼痛和痛苦，他来见我之前症状已长达20年了，当时他处于完全的神经衰弱当中。作为一名作家，他要靠写作生活，他的状态是种严重的经济障碍，他咨询了很多专家但都没有缓解病情。眼镜对他视力的提高或者缓解不适的帮助很小，而眼科专家却没有清楚地告诉他视神经和大脑疾病可能是造成他现在病情的原因。然而神经科专家却对他病情的缓解无能为力。一位专家诊断他的病情是由肌肉引起的，让他戴棱镜，但对他没什么帮助。

后来，还是原来的那位专家发现眼镜并不能消除所有明显的肌肉问题，就切掉了他双眼外部的肌肉。这也缓解了他的病情，但是缓解的程度还不够。在29岁时，该患者开始受到神经衰弱的困扰，这在前面已经提到过。因为这点他拜访了各种专家，但治疗并不成功，他被迫在户外生活了9年。尽管在生活中收获了很多益处，但是却没能恢复健康，当他在1919年9月15日找到我时，依旧在承受着神经衰弱的痛苦。他的远视力不到0.5，即使戴上眼镜也不能再提高。他戴上眼镜可以阅读，但是会感到很不舒服。在他身上我找不到任何大脑或眼睛内部疾病的症状。当他尝试着进行手掌遮挡法时，看到的土地是黄色的而不是黑色的。但是仅仅通过闭上眼睛以让它们休息，在24小时内他变得可以阅读菱形字母并看清20英尺处测试卡上20行里的大部分字母，同时他的不适也极大地缓解了。他的治疗持续了大概6周，在10月25日他如下写道：

"我最后见到你是在10月6日，后来作为战马骑兵耐力测试的官员，我开始了一次长达10天的汽车旅行。最近让我感到焦虑难受的眼睛疲劳发生在8日和9日。在旅行途中，尽管每天平均睡5个小时，整天不戴护目镜开着敞篷汽车，晚上在昏暗的灯光下写报告，但我一点问题都没有。3天后似乎适应了这种节奏，从那以后再也没有过哪怕一小会儿的不适。我站在那里既疲惫又兴奋，觉得比以前任何时候做得都要棒，睡眠也比以前少。在某种程度上，在旅行中我的练习相应地就减少了，但是我的视力却有了明显的改善。旅行回来后，每天都会花上几个小时进行眼部练习，同时也进行了大量的写作。

"昨天是24日，我用菱形字母做了一下测试，发现在20分钟的练习后，我可以区分每行字母，并在接近3英寸的距离看清楚大写字母以及少量的文本。距离7英寸时，尽管看得不太清楚，但阅读却没有困难。这是在白天一般情况下——没有太阳时——进行的。在一个光线明亮的白天，在正常的阅读范围内，如15英寸，我几乎可以很清楚地阅读报纸。

“我现在感觉我真的是脱离困境了。在晚上看书也不会感觉痛苦，而这件事在过去25年里却一次都没能做过，我慢慢地延长了自己工作的时间，这比在1899年患上神经衰弱以前工作的时间都要长，但没有任何的紧张感或神经性疲劳。你可以想象一下我对你的感激之情。不单单为了我自己，也为了你，我将想方设法完成治疗，重新获得孩子般明亮的眼睛，根据我在这8周里所取得的进步，这一切都是可以实现的。”

寻求近视疗法

尽管整个医学界都在否认治愈屈光不正的可能性，但是依然有很多非专业人士拒绝相信屈光不正是不可治愈的。以下话语的作者代表了一个相当大的群体，他在寻求缓解病情方法的过程中表现出了非凡的坚韧和坚持的品格。第一次见到他是在1919年6月27日，当时他32岁。他当时所戴的眼镜每只眼睛都是近视250度，两只眼睛视力都是0.2。在基本上恢复正常视力后，他向《更好视力》写下了以下内容以讲述其亲身经历：

“当卢西塔尼亚号被击沉时，我知道美国将会遇到麻烦，于是我想去参军。但是我当时患有高度近视，我知道如果我戴眼镜的话他们是不会让我参军的。后来他们几乎招录了所有眼睛没有失明的人，但是我怎么测量都达不到测试标准，所以我开始寻找治愈的方法。我尝试过正骨疗法，但没有坚持下来。我咨询过眼科医生，他建议我戴上眼镜，但他说我的近视是不可治愈的。曾经一段时间里我不再考虑这件事，但却停不下来思考它。我是个农民，因此从我户外生活的经历中知道健康是所有生命的常态。我知道当失去健康时，还能重新获得。我知道当我第一次尝试把一桶苹果搬到车上时，我可能做不到，但是在经过锻炼后，我就可以轻而易举地把苹果搬到车上，而且我也不知道这是为什么，如果我们身体的某个部位通过锻炼可以变得强壮的话，那么其他的部位同样也可以变得强壮。我记得在我没患近视的时候，对我来说如果一只视力正常的眼睛能变得近视，那么一只近视的眼睛也有可能恢复正常的视力。一段时间后，我又找到那位眼科医生并告诉他我坚信一定有办法能治愈我的病情。他回答道这不太可能，正如每个人所知道的那样，近视是不可治愈的。他的这种断言及保证对我产生了与他的意图完全相反的效果，因为当他说治愈近视是不可能的时候，我明白它是可以治愈的，我下定决心永远不放弃寻找治愈的方法，直到找到为止。不久我就很幸运地听说了贝茨博士，并不失时机地去拜访了他。在第一次拜访时，仅仅通过闭上眼睛让眼睛休息，我就能用斯内伦测试卡大幅度地提高自己的视力，在经过几个月的间歇性治疗后，我变得可以在闪烁灯光下阅读视力值为2.0的字母。现在我的视力依然在提高，当我可以看得更清楚一点儿时，我就特别想去找那个眼科医生并告诉他我对他眼科知识的看法。”

事实VS理论

一般认为阅读小号印刷字是一项极其危险的练习方式，而坐在快速行驶的车上阅读任何字号的印刷字都被认为更糟糕。然而，向远处看去且不凝视任何具体的物体则被认为对眼睛非常有益。鉴于这些迷信的想法，以下来信中所包含的事实会特别有趣：

“星期一早晨到家时，我对于家人对我眼睛外观的评论既惊讶又高兴。他们认为我的眼睛看起来更明亮、更有神了，那还是坐了两天火车后的样子呢。在回家的路上我不遗余力地使用眼睛，我阅读杂志和报纸，欣赏风景。事实上，我一直在用我的眼睛。我的近点视力非常的好，可以阅读好几个小时而眼睛不会感觉疲惫。我今天去了商业区，回到家时眼睛感到很累。卡片上的小字（菱形字体）对我帮助很大，我就想阅读你的小版的《圣经》（《圣经》的影印缩写本，其文字字号比菱形字体的还要小）。不管我以前的观点是什么，现在我确定小字对一个人的眼睛有舒缓作用。”

可以注意到该患者在经历两天的火车旅途后，她的眼睛也没觉得疲劳，且在旅途中她经常阅读。此外，她回家后长达几个小时的阅读也没让她眼睛感到疲劳。通过阅读极其小的字，她的眼睛得到了休息；但是在去过一次商业区后，眼睛却感到非常疲惫，在此期间眼睛一直没有注视小物体。不久后我给她寄了一页《圣经》，她写道：

“第一次努力阅读它的效果非常美妙。不知道你是否相信，从那以后，我的眼睛再也没困扰过我，我的实际视力似乎并没有变得更好，但我的眼睛感觉好多了。”

没有别人援助下的治愈

我经常听说这样的患者，他们在没有别人援助的情况下，通过我出版的作品中的信息帮助自己改善了视力。下面这封信的作者是位医生，他是这些病例中很显著的一个例子，因为他不仅治愈了自己，还缓解了他的比较严重的病人的视力缺陷。

“我第一次在自己身上尝试中心注视时，得到了极佳的效果。我扔掉了眼镜，现在可以比以前看得更清楚了。我可以阅读距离眼睛6英寸的非常小的字（比报纸上的字还小），然后把这些字放到距离自己一只胳膊远的地方，依然可以阅读且不觉得字模糊。我已经根据你的方法开始指导我的一些患者，现在他们的病情都开始好转了。有位患者的左眼患上了部分白内障，在20英尺的距离看不清斯内伦测试卡上的任何内容，在10英尺的距离才能模模糊糊地看见字母。现在她用双眼可以阅读视力值为2.0的字，当然用每只眼睛也可以看清；但是正如她所说的那样，似乎左眼在看东西时眼前有层薄雾。我还可以举出很多受益于中心注视的患者例子，但是我对这个例子最感兴趣。”